DIETA MEDITERRÁNEA PARA PRINCIPIANTES

Un plan de comidas simple de 4 semanas
para la pérdida de peso duradera
y un estilo de vida saludable

Incluye más de 50 deliciosas recetas

por

Amber Marino

Tabla de contenido

DIETA MEDITERRÁNEA PARA PRINCIPIANTES..................... 1

Un plan de comidas simple de 4 semanas para la pérdida de peso duradera y un estilo de vida saludable Incluye más de 50 deliciosas recetas 1

por 1

Amber Marino 1

Capítulo 1: La Historia y La Ciencia detrás de la Dieta Mediterránea 10

    Historia Mediterránea 10

    ¿Cómo llegó a existir esta dieta?.................................... 11

    Los Beneficios de apegarse a una Dieta Mediterránea 13

        Disminuye el consumo de alimentos procesados y azúcares. ... 13

        Promueve la pérdida de peso adecuada. 13

        Ayuda a combatir el cáncer 15

        Ayuda a controlar la diabetes.. 16

        Mejora tu forma de pensar 16

        La pirámide mediterránea 17

        Granos 20

        Carne, pescado y huevos 25

        Aderezo de grasas 26

        Controlar el peso con ejercicio 27

        Bebidas 27

Capítulo 2: El Plan de 28 días (Ejemplo de Guía de Comidas de 4 Semanas para Comenzar)... 29

    Semana 1 (Días 1-7)... 30

    Semana 2 (días 8-14) 36

    Semana 3 (días 15-21) 42

    Semana 4 (días 22-28) 48

Capítulo 3: Recetas 55

Recetas de Desayuno 55

- Tortilla Mediterránea 56
- Peras Escalfadas 58
- Bayas Marinadas en Vinagre Balsámico 60
- Manzanas al Horno con Cerezas y Almendras 62
- Galletas de Almendras y Albaricoques 64
- Tazón de Frutas: Sandía 67
- Ciruelas Asadas con Almendras 69
- Tostada Francesa con Canela 70
- Tazón de Desayuno Griego de Quinoa 72
- Huevos con Tomates, Aceitunas y Hojas de Queso 74
- Huevos Revueltos del Mediterráneo con Espinacas, Tomate, y Hojas de Queso 76
- Panqueques al Revés de Piña 78
- Desayuno Mediterráneo - Strata 80
- Galetillas de Pimiento Rojo y Huevos al Horno 83
- Dulce de Bananas en Tostada Francesa 86
- Jarabe de Caramelo de Plátano 88
- Rollos de Espinaca con Setas 89
- Recetas de almuerzo 92
- Ensalada de atún Toscano en Focaccia 95
- Pescado Azul con Costra de Hinojo 97
- Hamburguesas de Salmón con Jengibre en Escabeche 98
- Pasteles de Salmón 101
- Ensalada de Bacalao 103
- Cangrejos de Cáscara Blanda Coronados con Salsa de Alcaparras al Limón 105

Tartaleta de Quiche Medeterraneo 107

Pizza de Coliflor con Yogurt Griego Pesto y Verduras a la Parrilla 110

Gyro de Albóndiga Griegas Turcas con Tzatziki 115

Ensalada de Arroz Mediterráneo 118

Impresionante Ensalada Griega.. 121

Ensalada de Frijoles con Vinagreta Balsámica........................ 123

Pimiento Rojo Asado con Ensalada y Rebanadas de Queso..... 126

Col Rizada cocida con Tomates Cherry.................................... 128

Tomate en Trozitos... 130

Calzone de Vegetal y Ajo 132

Ensalada de Pasta Mediterránea... 135

Pimientos Rellenos Mediterráneos 138

Garbanzo y Vegetales al Curry con Coco 141

Risotto de Tomate Asado y Cebada.. 144

Rebanadas de Zucchini Helado al Limon 148

Champiñones Portobello Rellenos de Quinua y Vegetales 150

Patatas Mediterráneas al Horno 153

Recetas de cena.. 156

Cuscús de Perla Mediterránea con Verduras Picadas, Garbanzos y Alcachofas 158

Arroz Griego de Pollo y Limón... 161

Espinacas, Rebanadas de Queso y Alcachofa Matzo Mina....... 165

Salmón Mediterraneo en Especias con Quinua y Vegetales.... 168

Una Porcion de Bacalao Mediterráneo 172

Camarón Griego y Bandeja de Farro 175

Sopa de pollo limón griega.. 178

Ensalada de Patata dulce... 181

Pollo al Limón con Espárragos 183

Pollo de Lima y Cilantro con Salsa de Aguacate 185

Mero con Salsa de Tomate y Oliva 188

Guiso de frijol blanco toscano 191

Pechugas de Pollo con Comino, Cilantro y Lima 195

Filete Toscano a la Plancha 197

Espada con Glaseado Balsámico 199

Atún Siciliano 201

Atún Tostado al Estilo Toscano 204

Estofado Halibut con Vino Tinto 206

Aperitivos 209

Guarniciones 210

Capítulo 4: Beneficios en la Salud 211

Protege tu Corazón 211

Mantiene el Azúcar 212

Manteniéndose Joven y Lleno de Vida 213

Perder Peso 213

La Memoria es Importante 214

Mejor Estado de Animo 214

Espera, hay más! 215

Capítulo 5: Conceptos Erróneos 216

Conceptos erróneos 216

Errores 218

Capítulo 6: Una lista de Compras de Muestra 221

Conclusión 225

© Copyright 2018 por Amber Marino - Todos los derechos reservados.

El siguiente libro electrónico se reproduce a continuación con el objetivo de proporcionar información que sea lo más precisa y confiable posible. De todos modos, la compra de este eBook puede considerarse como un consentimiento al hecho de que tanto el editor como el autor de este libro no son de ninguna manera expertos en los temas discutidos y que cualquier recomendación o sugerencia que se haga aquí es sólo para fines de entretenimiento. Se debe consultar a los profesionales según sea necesario antes de emprender cualquiera de las acciones endosadas en este documento.

Esta declaración es considerada justa y válida tanto por el American Bar Association como por el Committee of Publishers Association y es legalmente vinculante en todo Estados Unidos.

Además, la transmisión, duplicación o reproducción de cualquiera de los siguientes trabajos, incluida la información específica, se considerará un acto ilegal, independientemente de si se realiza de forma electrónica o impresa. Esto se extiende a la creación de una copia secundaria o terciaria del trabajo o una copia grabada y solo se permite con el consentimiento expreso por escrito del Editor. Todos los derechos adicionales reservados.

La información en las siguientes páginas se considera en general como una descripción verídica y precisa de los hechos, y como tal, cualquier falta de atención, uso o uso indebido de la información en cuestión por el lector representará cualquier acción resultante exclusivamente bajo su competencia.No hay escenarios en los que el editor o el autor original de este trabajo puedan ser considerados responsables de cualquier dificultad o daño que pueda sufrir después de realizar la información aquí descrita.

Además, la información en las páginas siguientes está destinada solo a fines informativos y, por lo tanto, debe considerarse universal. Como corresponde a su naturaleza, se presenta sin garantía con respecto a su validez prolongada o calidad provisional. Las marcas comerciales que se mencionan se realizan sin el consentimiento por escrito y de ninguna manera se puede considerar un endoso del titular de la marca.

Introducción

Felicidades y gracias por descargar la dieta mediterránea para principiantes: Un plan de acción simple de 4 semanas de duración para la pérdida de peso de larga duración y un estilo de vida sano.

Los siguientes capítulos discutirán la dieta mediterránea. Este no es un libro de cocina ordinario, ni es un libro de dieta diaria. Al contrario, es un estilo de vida basado en la tradición. En este libro, no solo aprenderá a preparar más de cincuenta recetas , ¡sino que también aprenderá sobre la historia de esta dieta y los muchos beneficios de salud que puede y tendrá para su bienestar!

En este libro, también aprenderá acerca de los conceptos erróneos que podemos haber escuchado cuando alguna vez escuchamos la moda de una nueva dieta. Más importante aún, aprenderá cómo evitar esos conceptos erróneos. Para ayudarlo a comenzar esta dieta, le hemos proporcionado un plan de comidas de cuatro semanas que incluye recetas simples y una lista de compras de muestra para su orientación. Te sentirás como si estuvieras en la escuela primaria mientras aprendes todo sobre la pirámide alimenticia de la dieta mediterránea. Este libro lo ayudará a guiarlo hacia los alimentos correctos y la mejor manera de equilibrarlos. ¡Es así de simple de seguir!

Al final de este libro, anhelarás algo delicioso y saludable debido a todas las coloridas fotos que se pueden encontrar en todo el libro.

Hay muchos libros sobre este tema en el mercado, ¡gracias de nuevo por elegir este! Se hicieron todos los esfuerzos posibles para garantizar que esté bien equipado con la información útil requerida. ¡Por favor, disfruta!

Capítulo 1: La Historia y La Ciencia detrás de la Dieta Mediterránea

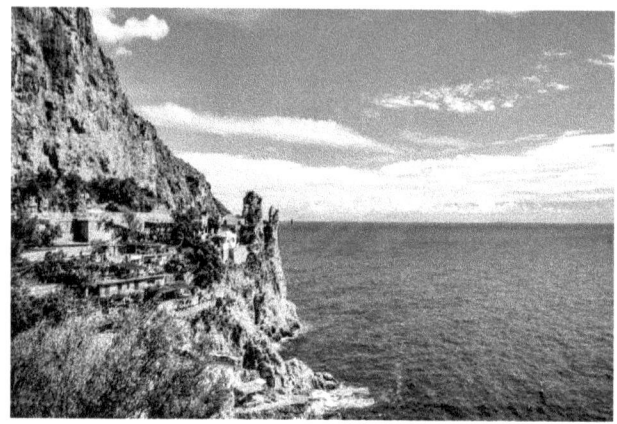

Historia Mediterránea

Lo que una persona pone en su cuerpo es importante. ¿No estarías de acuerdo? La sociedad de hoy está tan centrada en lo que está sucediendo a continuación que ya no nos tomamos el tiempo para sentarnos y disfrutar de lo que tenemos o lo que ponemos en nuestros cuerpos.

La dieta mediterránea está diseñada para ayudar a detener la creciente epidemia de no detenerse a oler las rosas, así como, no solo para fortalecer el cuerpo de una persona, sino también su mente.

La dieta mediterránea no comenzó como una dieta; comenzó como una forma de vida. La gente trabajaba en los campos y comía lo que cultivaban o podían encontrar en el mercado local. En la sociedad actual, especialmente en los Estados Unidos, simplemente tomamos lo que podemos sobre la marcha porque, seamos sinceros, siempre estamos en movimiento debido a los estilos de vida que llevamos hoy. La mayoría de esas comidas rápidas se encuentran entre las elecciones menos saludables que una persona puede hacer.

¿Cómo llegó a existir esta dieta?

La dieta mediterránea comenzó en Creta, Grecia e Italia en la década de 1960. Un estudio realizado en ese momento por científicos españoles mostró que la esperanza de vida de una persona que vivía en esas áreas y alrededores era más alta.

El estudio mostró que las personas en estas áreas eran más activas porque trabajaban en los campos. Como resultado, caminaban más y en general tenian más actividad física que los que viven en los Estados Unidos. Los científicos basaron esto en la dieta de las personas que vivían en estos países. La pirámide de la dieta mediterránea provino de esta teoría.

La clave de esta longevidad -decía el estudio- era que la dieta de la región había logrado resistir con éxito lo que en ese momento eran unos 50 años de procesos de modernización que habían tenido lugar en la mayor parte del mundo industrializado. Dichas tendencias han llevado a un aumento en el consumo de carne roja, así como productos animales adicionales. También garantizó que haya menos elementos naturales y frescos, como frutas y verduras, disponibles en grandes cantidades. La cantidad de alimentos procesados que consumían la persona promedio también aumentó drásticamente durante este período.

Por el contrario, la dieta en el Mediterráneo todavía consistía en lo que siempre había tenido: abundante aceite de oliva, pescado, granos integrales, frutas, verduras y la cantidad justa de vino. La costumbre local de comerlos juntos lentamente en grupos asegura que los tamaños de las porciones permanezcan naturalmente más pequeños también.

Si bien la ciencia y el razonamiento detrás de la dieta son sólidos, inicialmente no se pudo alcanzar debido a la percepción general de que era una dieta para aquellos de una clase económica más baja. De hecho, cuando el estudio se realizó inicialmente, Portugal estaba en la lista de países que se estudiarían, pero se eliminó porque el país no quería asociarse con una dieta para los pobres.

Los Beneficios de apegarse a una Dieta Mediterránea

Disminuye el consumo de alimentos procesados y azúcares.

Como la dieta mediterránea está compuesta principalmente por ingredientes que están lo más cerca posible de su estado natural, las cosas que más comerá serán bajas en ingredientes antinaturales e insalubres como el azúcar y los OMG que se sabe que no son saludables para el ser humano cuando se consume con frecuencia.

Más allá de los alimentos basados en plantas, la dieta mediterránea promueve el consumo de solo una pequeña cantidad de comidas y carnes más grandes, en lugar de favorecer opciones más livianas que terminan siendo más saludables también. Esto, naturalmente, conduce a la pérdida de peso y ayuda a mejorar el consumo de ácidos grasos omega 3, disminuir el colesterol y mejorar la salud del corazón.

Promueve la pérdida de peso adecuada.

La dieta mediterránea es un gran lugar para comenzar cuando se quiere perder peso sin morir de hambre en el proceso porque es saludable y sostenible a largo plazo. Debido a esto, lo puede tomar como un cambio de estilo de vida en lugar de una dieta tradicional. El hecho de que la dieta ponga un gran énfasis en las proteínas de calidad significa que las comidas que usted comerá probablemente lo mantendrán lleno por más que sean las mismas.

Además de esto, los peces contienen muchos ácidos grasos saludables que te ayudarán a sentirte lleno, controlar tu nivel de azúcar en la sangre y estar lleno de energía con el beneficio adicional de ayudarte a mejorar tu estado de ánimo y ayudar a prevenir el aumento de peso adicional.

Te ayuda a tiempo, al mismo tiempo que asegura que consuma menos calorías en general y que las calorías que consuma ayuden a **mantener un corazón saludable.**

Los estudios demuestran que mantener una dieta que es naturalmente alta en grasas omega-3 y monosaturadas, como la dieta mediterránea, ayuda a reducir la tasa de mortalidad, especialmente cuando se trata de enfermedades del corazón. Se cree que esto es causado por el ácido linoleico que se encuentra en el aceite de oliva, que ha demostrado que disminuye el riesgo de muerte cardíaca en más del 30 por ciento y el riesgo de muerte súbita por un paro cardíaco inesperado en casi un 50 por ciento .

Por otra parte, la investigación muestra que, en comparación con los aceites de cocina tradicionales, el consumo de aceite de oliva también reduce regularmente la presión arterial general. También se sabe que es beneficioso cuando se trata de disminuir los efectos de la hipertensión, ya que puede causar que el cuerpo genere más ácido nítrico de lo que sería de otro modo, y actúa como un amortiguador de la afección. Además, promueve la oxidación y la función endotelial. Estos hechos aseguran que si su objetivo es bajar su presión arterial, entonces la dieta mediterránea es un buen lugar para comenzar.

Ayuda a combatir el cáncer

La dieta mediterránea también es una forma efectiva de luchar contra el crecimiento de las células cancerosas gracias al hecho de que sobrecarga el cuerpo con más omega-3 y omega-6 de lo que podría necesitar, con lo que los antioxidantes, los polifenoles y la fibra se unen en el proceso. Debido a que los alimentos basados en plantas tienen un alto nivel de importancia en la dieta mediterránea, ayuda a proteger su ADN del daño debido a la mutación celular. Incluso hay estudios que muestran que el aceite de oliva tiene un efecto prometedor en el cáncer de colon y el intestino .Se ha demostrado que disminuye el desarrollo de las células cancerosas en estas regiones, ya que disminuye la inflamación a la vez que disminuye la tasa de estrés oxidativo en que se encuentra el cuerpo.

Ayuda a controlar la diabetes

La dieta mediterránea también es genial si buscas curar una condición provocada por la inflamación crónica, como el síndrome metabólico o la diabetes. Esto se debe a que ayuda a controlar la producción excesiva de insulina que típicamente acompaña a estos problemas. Regula el azúcar en la sangre a través de un equilibrio de alimentos integrales que son bajos en azúcar que también contienen muchas grasas y proteínas saludables para garantizar que pueda quemar grasa de manera más eficiente a la vez que le proporciona más energía.

Mejora tu forma de pensar

Los estudios también muestran que la dieta mediterránea en realidad puede servir para reducir o incluso revertir los efectos de la enfermedad de Alzheimer y la demencia. Estos trastornos cognitivos tienden a ocurrir si el cerebro tiene poca dopamina. Afortunadamente, las grasas saludables como las que se encuentran en las nueces y el aceite de oliva, cuando se combinan con los beneficios antiinflamatorios que brindan las frutas y las verduras, son conocidas por combatir este tipo de deterioro cognitivo. Esto ocurre porque la dieta ayuda a contrarrestar los efectos que los radicales libres, la toxicidad y la inflamación pueden tener en el cerebro después de un período prolongado de tiempo.

La pirámide mediterránea

Muchos elementos clave van junto con esta dieta. ¿Recuerda haber aprendido sobre los cinco grupos de alimentos básicos en la escuela primaria y la pirámide alimenticia que los acompañó? Bueno, la dieta mediterránea tiene su propia pirámide alimenticia a seguir con cinco grupos básicos de alimentos.

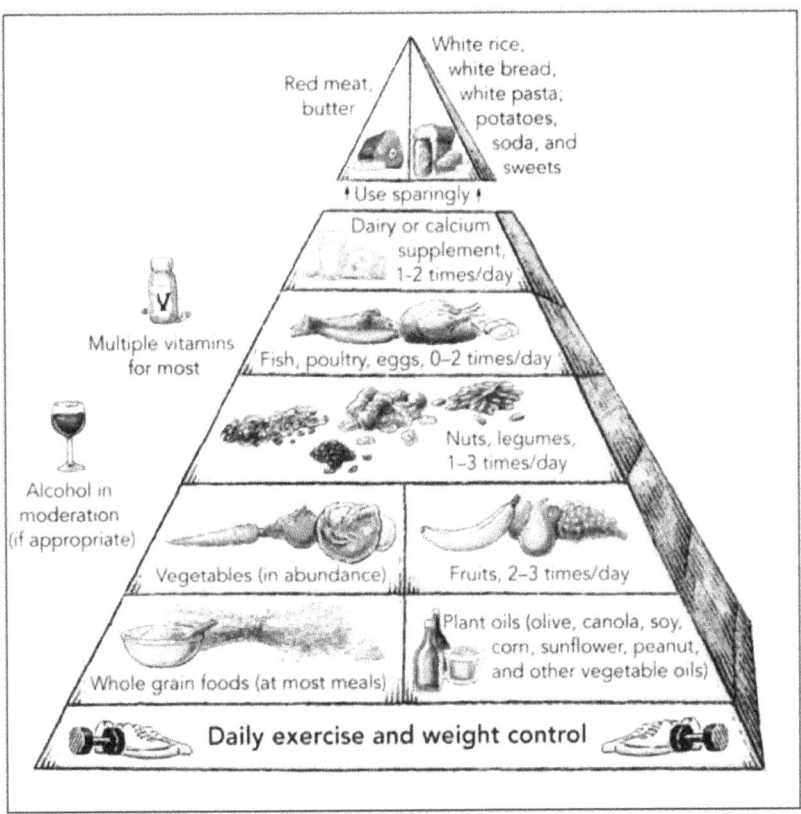

Como puede ver en la imagen, los grupos de alimentos en esta dieta se componen de granos, frutas y verduras, leche y productos lácteos, carne, pescado y huevos, y grasas para aliñar. Las bebidas también se incluyen como una nota al margen de la pirámide.

Todo el mundo ha escuchado la frase "control de porciones" en algún momento de su vida. En la dieta mediterránea, el control de porciones es un factor importante no solo en las comidas diarias de una persona, sino también en su vida cotidiana. ¿Cómo ganamos esta proporcionalidad en nuestra vida cotidiana con esta dieta?

El primer paso es equilibrar su dieta. Al equilibrar la dieta de una persona, él o ella puede aprender a equilibrar otros elementos de su vida a través de ella.

Para ayudarlo a equilibrar los hábitos alimenticios en la dieta mediterránea, todo lo que una persona tiene que hacer es seguir la Pirámide de la Dieta Mediterránea con sus elementos clave.

En la pirámide, verá la cantidad adecuada que se debe consumir cada día de cada uno de los grupos.

Cuando se trata de lidiar con la grasa, la dieta mediterránea no se centra en limitar el consumo total de grasa y en su lugar se centra en sustituir las grasas malas por las grasas buenas. Como tal, la dieta mediterránea desalienta el consumo de aceites hidrogenados que contienen grasas trans junto con grasas saturadas, que se sabe que contribuyen activamente a la enfermedad cardíaca.

La dieta mediterránea también es conocida por su gran uso del aceite de oliva como su principal fuente de grasa. El aceite de oliva proporciona grasa monosaturada, que es un tipo de grasa que se sabe que reduce los niveles de colesterol malo cuando se usa en lugar de las grasas trans o saturadas más tradicionales. A menudo se recomiendan los aceites de oliva virgen y extra virgen, ya que son las formas menos procesadas de la sustancia, lo que significa que contienen más de los compuestos vegetales beneficiosos que generan los efectos antioxidantes que hacen que la dieta mediterránea sea tan efectiva.

Además, las grasas poliinsaturadas y las grasas monoinsaturadas, como las que se encuentran en las nueces y el aceite de canola, contienen una versión beneficiosa del ácido graso omega-3 conocido como ácido linoleico. Se sabe que este ácido graso reduce los triglicéridos y disminuye la coagulación de la sangre y generalmente se asocia con una disminución del riesgo de ataque cardíaco. Del mismo modo, se sabe que los pescados grasos como el salmón, el atún, el atún blanco, la sardina, el arenque, la trucha de lago y la caballa son fuentes importantes de ácidos grasos omega-3, y se cree que el consumo excesivo de pescado es una de las cosas que hacen la dieta tan efectiva en general. Vas a querer cocinar el pescado de la manera más saludable posible ya que no se permite freír.

Finalmente, aunque el vino no se considera una parte obligatoria de la dieta, se sabe que el consumo regular y moderado de alcohol es beneficioso por varias razones. La dieta mediterránea promedio tiende a incluir alrededor de cinco onzas de vino por día para las mujeres y 10 onzas para los hombres menores de 65 años. Si tiene un historial familiar o personal de abuso de alcohol, hígado o enfermedad cardíaca, se recomienda enfáticamente que deje el vino fuera del menú.

Granos

El primer elemento clave de esta dieta son los granos, también conocidos como cereales y tubérculos. Los alimentos en esta categoría incluyen:

- Pan de molde
- Pastas
- Arroz
- Maíz
- Avena
- Cebada

- Papas

Los granos son un elemento importante de esta dieta y se pueden consumir a diario en varias porciones. Esto se debe a que el almidón es energía fácilmente utilizable de nuestros cuerpos, y muchos de estos alimentos contienen vitaminas en el grupo B, así como proteínas, que son elementos importantes de cualquier dieta.

Las vitaminas en el grupo B son importantes para la salud de una persona porque estimulan un metabolismo saludable y son una buena fuente de atención preventiva para los accidentes cerebrovasculares. Muchas vitaminas en el grupo B ayudan a equilibrar la estructura nutricional de una persona. Por ejemplo, la vitamina B12 ayuda con la función nerviosa, la formación de glóbulos rojos y la construcción de ADN.

Esta dieta limita la cantidad de carne roja que una persona puede tener, por lo que comer alimentos que contengan más proteínas es muy importante. Ayudan a construir estructuras óseas, cartílagos, piel y células sanguíneas y ayudan a reparar los tejidos en el cuerpo de una persona.

Frutas y vegetales

El siguiente elemento clave en la dieta mediterránea es la fruta y la verdura. Los alimentos en esta categoría incluyen:

Frutas:

- Manzanas
- Plátanos
- Naranjas
- Uvas
- Melones
- Fresas
- etc.

Vegetales:

- Tomates
- Brócoli
- Col rizada
- Espinacas
- Cebollas
- Pepinos
- etc.

Las frutas y verduras son otro elemento importante de esta dieta y deben consumirse a diario porque proporcionan fuentes vitales de fibra, vitamina A, vitamina C, muchos minerales, antioxidantes y muchas otras vitaminas. Estos componentes juegan un papel importante en el cuerpo de una persona porque contienen fibras dietéticas y azúcares naturales que el cuerpo de una persona necesita para mantener un equilibrio nutricional. Estos componentes también ayudan a regular el equilibrio hídrico.

Es importante tener en cuenta que no todas las frutas y verduras funcionarán con esta dieta. Las frutas y verduras que se consumen en esta dieta deben ser frescas y de temporada en el momento.

Haga un viaje al mercado local de agricultores y vea lo que tienen. Asegúrese de visitar algún lugar que limite el uso de pesticidas, ya que los pesticidas hacen que los alimentos sean menos frescos y menos saludables.

Leche y Productos Derivados Lácteos

El siguiente en la pirámide de la dieta mediterránea es leche y productos lácteos. Los alimentos en esta categoría son:

- Leche
- Yogur
- Queso
- Otros productos lácteos

Todos estos deben ser bajos en grasa.

Al igual que con los cereales, las frutas y las verduras, una persona puede tomar leche y productos lácteos todos los días mientras está en la dieta mediterránea. Los productos lácteos son una parte importante de la salud de una persona porque contiene proteínas de alta calidad biológica (como caseína y lactoalbúmina), calcio, algunas vitaminas A y algunas vitaminas B2.

El calcio es importante para el cuerpo de una persona porque ayuda a mantener la estructura ósea. A medida que las personas envejecen, su densidad ósea comienza a deteriorarse. Esto generalmente se debe a los alimentos y bebidas que una persona ha consumido durante su vida. Por lo tanto, es importante tener una dieta que equilibre el calcio.

Las vitaminas en el grupo A son importantes porque ayudan a una persona a mantener una visión normal y equilibrar el sistema inmune de una persona. Las vitaminas A también son útiles para el sistema reproductivo.

La mayoría o todos los productos lácteos deben ser bajos en grasa y consumirse en cantidades moderadas todos los días.

Carne, pescado y huevos

El cuarto elemento de la pirámide de la dieta mediterránea es la carne, el pescado y los huevos. Los alimentos incluidos en esta categoría son:

- Mariscos
- Carne roja
- Cerdo
- Huevos
- Otras carnes magras

Esta categoría es la más restringida en la dieta mediterránea, pero sigue siendo una de las mejores maneras de obtener proteínas, vitaminas del complejo B y oligoelementos como hierro, zinc y cobre debido a que son productos basados en animales. Las carnes magras, los pescados y los huevos se pueden consumir algunas veces a la semana con esta dieta, mientras que las carnes rojas se limitan a unas pocas veces al mes. La razón de esto es que puedes obtener huevos, pescado y carnes magras más frescos de animales que carnes rojas. Las carnes rojas tienden a ser más procesadas.

Aderezo de grasas

El último elemento alimenticio de esta dieta es aderezar las grasas. Esta categoría incluye:

- Aceite de oliva
- Mantequilla
- Crema
- Bacon-grasa
- Elementos que mejoran el sabor

Al igual que cualquier otra dieta, las grasas para aderezar deben consumirse en cantidades limitadas porque contienen muchas calorías y presentan un mayor riesgo de problemas de salud. El propósito de estos componentes es mejorar el sabor de la comida de una persona. Es preferible usar grasas de aderezo que sean de origen animal.

Las grasas para aderezo son útiles para el cuerpo de una persona porque proporcionan ácidos grasos que son esenciales para absorber las vitaminas liposolubles. Estas vitaminas liposolubles son importantes para la formación de la membrana celular y algunos de sus elementos estructurales.

Controlar el peso con ejercicio

En la parte inferior de la pirámide están el ejercicio diario y el control de peso. El propósito de esta parte de la pirámide es hacer saber a las personas que lo que come no es lo único que importa. Mientras estás en la dieta, es importante equilibrar el núcleo de tu cuerpo.

Esto significa dormir lo suficiente, hacer ejercicio y realizar otra actividad física durante el día. Sin estas cosas en nuestra vida cotidiana, nuestros cuerpos pierden algunos químicos y nutrientes muy importantes. Estos químicos y nutrientes son los que ayudan a mantener nuestro cuerpo equilibrado y reducir el riesgo de enfermedades y otros problemas. Es por eso que cuando se está en la dieta mediterránea, es importante seguir no solo un plan de comidas sino también un ejercicio diario y un plan de actividades.

Bebidas

Finalmente, en la Pirámide de la Dieta Mediterránea se pueden tomar cosas mientras se está en esta dieta. Al igual que cualquier otra dieta, una persona debe evitar las bebidas azucaradas como las gaseosas o los jugos. En esta dieta, una persona todavía puede tomar café y té. Una persona puede beber agua y leche baja en grasa. En lo que respecta al alcohol, se recomienda que una persona beba vino tinto, pero no todos los días.

Recuerde: el objetivo de esta dieta es ayudar a equilibrar todas las cosas que el cuerpo de una persona necesita para mantener su salud.

Capítulo 2: El Plan de 28 días (Ejemplo de Guía de Comidas de 4 Semanas para Comenzar)

Muchas personas tienen problemas para averiguar por dónde empezar cuando inician una nueva dieta. Generalmente, cuando alguien dice que van a comenzar una nueva dieta, creen que eso significa deshacerse de todo en la despensa. Ese no es el caso.

Si bien hay algunas cosas de las que una persona debería deshacerse, con esta dieta, una persona puede seguir comiendo muchas de las cosas que aman. Cosas tales como pasta, pan y cualquier cosa con azúcar no están prohibidas por esta dieta.

Aquí hay un plan de alimentos de 28 días para ayudarlo a comenzar y mostrarle que puede seguir con las cosas que ama.

Semana 1 (Días 1-7)

DÍA 1

Desayuno: Tortilla Mediterránea

Tabla nutricional:

(Calorías: 303, Grasa: 17.7 g, Grasa saturada: 5.2 g, Colesterol: 337 mg, Sodio: 631 mg, Hidratos de carbono: 21.9 g, Fibra: 9.9 g, Azúcares: 4.4 g, Proteína: 18.2 g)

Almuerzo: Griego Gyro de Albóndiga de Turquía

Tabla nutricional:

(Calorías: 429, Grasa: 19 g, Grasa saturada: 3g, Colesterol: 91 mg, Sodio: 630 mg, Hidratos de carbono: 38 g, Fibra: 3 g, Azúcares: 4 g, Proteína: 28 g)

Cena: Pizza de Coliflor

Tabla nutricional:

(Calorías: 331, grasa: 16.3 g, grasa saturada: 7.6 g, colesterol: 26.5 mg, sodio: 1552.2 mg, carbohidratos: 23.7 g, fibra: 7.7 g, azúcares: 10.1 g, proteína: 27 g)

DIA 2

Desayuno: Tazón de Fruta: Sandía

Tabla nutricional:

(Calorías: 111, Sodio: 7 mg, Carbohidratos: 26 g, Proteína: 2 g)

Almuerzo: Pizza con los avances de la Coliflor

Tabla nutricional:

(Calorías: 331, grasa: 16.3 g, grasa saturada: 7.6 g, colesterol: 26.5 mg, sodio: 1552.2 mg, carbohidratos: 23.7 g, fibra: 7.7 g, azúcares: 10.1 g, proteína: 27 g)

Cena: Una Padela Cod

Tabla nutricional:

(Calorías: 257, Grasa: 13 g, Grasa saturada: 1 g, Colesterol: 48 mg, Sodio: 700 mg, Carbohidratos: 12 g, Fibra: 3 g, Azúcares: 2 g, Proteína: 23 g)

DÍA 3

Desayuno: Dulce de Bananas en Tostada Francesa

Tabla nutricional:

(Calorías: 511, grasa: 21.7 g, grasa saturada: 12 g,

colesterol: 187 mg, sodio: 596 mg, carbohidratos: 68 g, fibra: 3 g, azúcares: 27 g, proteína: 13.4 g)

Almuerzo: Ensalada Mediterránea de Pasta

Tabla nutricional:

(Calorías: 340, grasa: 13.6 g, grasa saturada: 4 g, colesterol: 17 mg, sodio: 472 mg, carbohidratos: 44.2 g, fibra: 2.5 g, azúcares: 3 g, proteína: 10.3 g)

Cena: Pez Espada con Glaseado Balsámico

Tabla nutricional:

(Calorías: 226, Grasa total: 8 g, Colesterol: 59 mg, Sodio: 305 mg, Carbohidratos totales: 5 g, Proteína: 30 g)

DÍA 4

Desayuno: Ommelet con Queso de Cabra y Chivo

Tabla nutricional:

(Calorías: 177, Grasa: 13 g, Grasa saturada: 4 g, Colesterol: 252 mg, Sodio: 337 mg, Hidratos de carbono: 44.2 g, Fibra: 1 g, Azúcares: 1 g, Proteína: 11 g)

Almuerzo: Sopa de Limón

Tabla nutricional:

(Calorías: 286, Grasa: 11 g, grasa saturada: 2 g, colesterol: 32 mg, sodio: 1593 mg, carbohidratos: 31 g, fibra: 2 g, azúcares: 3 g, proteína: 15 g)

Cena: Atún Siciliano

Tabla nutricional:

(Calorías: 239, Grasa: 14 g, Colesterol: 39 mg, Sodio: 291 mg, Hidratos de carbono: 3 g, Proteína: 24 g)

DIA 5

Desayuno: Ciruelas Tostadas rellenas de Almendras

Tabla nutricional:

(Calorías: 204, grasa: 9 g, grasa saturada: 4 g, colesterol: 16 mg, sodio: 64 mg, carbohidratos: 31 g, proteína: 2 g)

Almuerzo: Champiñones Portobello mezclados con Quinoa y Vegetales

Tabla nutricional:

(Calorías: 239, Grasa: 8.4 g, Grasa saturada: 1 g, Sodio: 461 mg, Hidratos de carbono: 34.7 g, Fibra: 5.7 g, Azúcares: 6 g, Proteína: 7.2 g)

Cena: Estofado Halibut con Vino Tinto

Tabla nutricional:

(Calorías: 277, Grasa: 10 g, Colesterol: 70 mg, Sodio: 643 mg, Hidratos de carbono: 8 g, Proteína: 37 g)

DÍA 6

Desayuno: Roll de de Espinaca con Champiñones

Tabla nutricional:

(Calorías: 217, grasa: 15 g, grasa saturada: 8 g, colesterol: 193 mg, sodio: 490 mg, carbohidratos: 6 g, proteína: 15 g)

Almuerzo: Pimientos Rojos Asados con Rebanadas de Queso

Tabla nutricional:

(Calorías: 77, Grasa: 5 g, Grasa saturada: 0,5 g, Colesterol: 1 mg, Sodio: 180 mg, Azúcar: 3 g, Hidratos de carbono: 6 g, Fibra: 1,5 g, Proteína: 2 g)

Cena: Pollo Griego con Arroz al Limón

Tabla nutricional:

(Calorías: 667, grasa: 23,4 g, grasa saturada: 5,8 g,

colesterol: 224 mg, sodio: 1,408 mg, carbohidratos: 34,2 g, fibra: 1,9 g, azúcares: 1,3 g, proteína: 75,9 g)

DÍA 7

Desayuno: Strata

Tabla nutricional:
(Calorías: 401, grasa: 27,3 g, grasa saturada: 12 g, colesterol: 207 mg, sodio: 1,195 mg, carbohidratos: 14,8 g, fibra: 0,5 g, azúcares: 4 g, proteína: 23,2 g)

Almuerzo: Cuscús a la Perla Mediterránea

Tabla nutricional:
(Calorías: 393, Grasa: 13 g, Carbohidratos: 57.6 g, Fibra: 5.9 g, Proteína: 13.1 g)

Cena: Ensalada de Arroz

Tabla nutricional:
(Calorías: 214, Grasa: 9 g, Grasa saturada: 1 g, Sodio: 623 mg, Hidratos de carbono: 30 g, Proteína: 3 g)

Semana 2 (días 8-14)

DÍA 8

Desayuno: Sobrantes de Strata

Tabla nutricional:
(Calorías: 401, grasa: 27,3 g, grasa saturada: 12 g, colesterol: 207 mg, sodio: 1,195 mg, carbohidratos: 14,8 g, fibra: 0,5 g, azúcares: 4 g, proteína: 23,2 g)

Almuerzo: Sobrante de la Ensalada de Arroz

Tabla nutricional:
Calorías: 214, Grasa: 9 g, Grasa saturada: 1 g, Sodio: 623 mg, Hidratos de carbono: 30 g, Proteína: 3 g

Cena: Camarones Griegos en Bandeja de Vegetales

Tabla nutricional:
(Calorías: 428, Grasa: 13.5g, Grasa saturada: 2g, Colesterol: 174mg, Sodio: 540mg, Carbohidratos: 45g, Fibra: 6g, Azúcares: 6g, Proteína: 34g)

DÍA 9

Desayuno: Huevos Revueltos del Mediterráneo

Tabla nutricional:

(Calorías: 420, Grasa: 3.1g, Grasa saturada: 9g, Colesterol: 575mg, Sodio: 755mg, Carbohidratos: 9.7g, Fibra: 2g, Azúcares: 2g, Proteína: 34g)

Almuerzo: Quiche Vegetariana

Tabla nutricional:

(Calorías: 314, Grasa: 20.9g, Grasa saturada: 8g, Colesterol: 175mg, Sodio: 912mg, Carbohidratos: 21.5g, Fibra: 2.8g, Azúcares: 4g, Proteína: 11.2g)

Cena: Filetes de Mero en Salsa de Tomate y Aceitunas

Tabla nutricional:

(Calorías: 420, Grasa: 3.1g, Grasa saturada: 9g, Colesterol: 575mg, Sodio: 755mg, Carbohidratos: 9.7g, Fibra: 2g, Azúcares: 2g, Proteína: 34g)

DÍA 10

Desayuno: Sobrante del Quiche

Tabla nutricional:

(Calorías: 314, Grasa: 20.9g, Grasa saturada: 8g,

Colesterol: 175mg, Sodio: 912mg, Carbohidratos: 21.5g, Fibra: 2.8g, Azúcares: 4g, Proteína: 11.2g)

Almuerzo: Sopa Helada de Limón

Tabla nutricional:

(Calorías: 198, Grasa: 19 g, Carbohidratos: 8 g, Azúcares: 5 g, Proteína: 2 g,)

Cena: Risotto de Cebada

Tabla nutricional:

(Calorías: 252, grasa: 6 g, grasa saturada: 2 g, colesterol: 10 mg, sodio: 440 mg, carbohidratos: 45 g, fibra: 9 g, proteína: 9 g)

DÍA 11

Desayuno: Panqueques de piña

Tabla nutricional:

(Calorías: 236, Grasa: 9 g, Grasa saturada: 4 g, Colesterol: 33 mg, Sodio: 1740 mg, Hidratos de carbono: 38,6 g, Fibra: .5 g, Proteína: 1,5 g)

Almuerzo: Tomate Crostini

Tabla nutricional:

(Calorías: 107, Grasa: 3,5 g, Grasa saturada: 0,6 g, Colesterol: ninguno, Sodio: 176 mg, Hidratos de carbono: 16 g, Fibra: 1 g, Proteína: 3 g)

Cena: Pollo Turco

Tabla nutricional:

(Calorías: 225, grasa: 9 g, grasa saturada: 1 g, colesterol: 82 mg, sodio: 676 mg, carbohidratos: 2 g, proteína: 33 g)

DÍA 12

Desayuno: Bayas Marinadas en Vinagreta Balsámica

Tabla nutricional:

(Calorías: 176, Grasa: 4 g, Colesterol: 5 mg, Sodio: 56 mg, Azúcar: 8 g, Hidratos de carbono: 33 g, Proteína: 2 g)

Almuerzo: Garbanzo al Curry

Tabla nutricional:

(Calorías: 665, Grasa: 31 g, Carbohidratos: 80 g, Azúcares: 17 g, Proteína: 26 g)

Cena: Hojas de Espinaca, Rebanadas de Queso y Alcachofas

Tabla nutricional:

(Calorías: 268, grasa: 13 g, grasa saturada: 5 g, colesterol: 86 mg, sodio: 693 mg, carbohidratos: 21 g, fibra: 1 g, azúcares: 3 g, proteína: 14 g)

DÍA 13

Desayuno: Tazón de Quinoa Griega

Tabla nutricional:

(Calorías: 538, Grasa: 7.3g, Grasa saturada: 1g, Colesterol: 5mg, Sodio: 112mg, Carbohidratos: 57g, Fibra: 8.9g, Azúcares: 37g, Proteína: 21.5g)

Almuerzo: Sobrante del Tazón de Quinoa

Tabla nutricional:

(Calorías: 538, Grasa: 7.3g, Grasa saturada: 1g, Colesterol: 5mg, Sodio: 112mg, Carbohidratos: 57g, Fibra: 8.9g, Azúcares: 37g, Proteína: 21.5g)

Cena: Filete Toscano

Tabla nutricional:

(Calorías: 375, Grasa: 18 g, Colesterol: 129 mg, Sodio: 699 mg, Hidratos de carbono: 1 g, Proteína: 49 g)

DÍA 14

Desayuno: Peras Escalfadas

Tabla nutricional:

(Calorías: 140, Grasa: 0.5 g, Sodio: 9 mg, Carbohidratos totales: 34 g, Proteína: 1 g)

Almuerzo: Sobrante del Filete Toscano

Tabla nutricional:

(Calorías: 375, Grasa: 18 g, Colesterol: 129 mg, Sodio: 699 mg, Hidratos de carbono: 1 g, Proteína: 49 g)

Cena: Pollo al Limón con Espárragos

Tabla nutricional:

(Calorías: 530, Grasa: 33.3g, Grasa saturada: 9g, Colesterol: 97mg, Sodio: 130mg, Carbohidratos: 28.8g, Fibra: 2.8g, Azúcares: 2g, Proteína: 36.8g)

Semana 3 (días 15-21)

DÍA 15

Desayuno: Huevos Revueltos del Mediterráneo

Tabla nutricional:

(Calorías: 420, Grasa: 3.1g, Grasa saturada: 9g, Colesterol: 575mg, Sodio: 755mg, Carbohidratos: 9.7g, Fibra: 2g, Azúcares: 2g, Proteína: 34g)

Almuerzo: Champiñones Portobello mezclados con Quinoa y Vegetales

Tabla nutricional:

(Calorías: 239, Grasa: 8.4 g, Grasa saturada: 1 g, Sodio: 461 mg, Hidratos de carbono: 34.7 g, Fibra: 5.7 g, Azúcares: 6 g, Proteína: 7.2 g)

Cena: Enchilada de Fideos con Patata Dulce

Tabla nutricional:

(Calorías: 640, grasa: 30.1 g, grasa saturada: 16 g, sodio: 832 mg, carbohidratos: 75.6 g, fibra: 10.9 g, azúcares: 15 g, proteína: 20 g)

DÍA 16

Desayuno: Ommelet con Queso de Cabra y Chivo

Tabla nutricional:

(Calorías: 177, Grasa: 13 g, Grasa saturada: 4 g, Colesterol: 252 mg, Sodio: 337 mg, Hidratos de carbono: 44.2 g, Fibra: 1 g, Azúcares: 1 g, Proteína: 11 g)

Almuerzo: Ensalada de Frijoles

Tabla nutricional:

(Calorías: 218, Grasa: 0g, Grasa saturada: 1g, Colesterol: 0 mg, Sodio: 170 mg, Carbohidratos: 25 g, Fibra: 6 g, Proteína: 7 g)

Cena: Atún Tostado con Pan Toscano

Tabla nutricional:

(Calorías: 246, Grasa: 13 g, Colesterol: 48 mg, Sodio: 341 mg, Hidratos de carbono: 1 g, Proteína: 30 g)

DÍA 17

Desayuno: Dulce de Bananas en Tostada Francesa

Tabla nutricional:

(Calorías: 511, grasa: 21.7 g, grasa saturada: 12 g,

colesterol: 187 mg, sodio: 596 mg, carbohidratos: 68 g, fibra: 3 g, azúcares: 27 g, proteína: 13.4 g)

Almuerzo: Risotto de Cebada

Tabla nutricional:
(Calorías: 252, grasa: 6 g, grasa saturada: 2 g, colesterol: 10 mg, sodio: 440 mg, carbohidratos: 45 g, fibra: 9 g, proteína: 9 g)

Cena: Salmón con Especias Mediterráneas

Tabla nutricional:
(Calorías: 222, Grasa: 4 g, Grasa saturada: 0.1 g, Colesterol: 70 mg, Sodio: 753 mg, Hidratos de carbono: 16 g, Fibra: 3 g, Azúcares: 2 g, Proteína: 32 g)

DÍA 18

Desayuno: Tazón de Sandía

Tabla nutricional:
(Calorías: 111, Sodio: 7 mg, Carbohidratos: 26 g, Proteína: 2 g)

Almuerzo: Pizza de Coliflor

Tabla nutricional:

(Calorías: 331, grasa: 16.3 g, grasa saturada: 7.6 g, colesterol: 26.5 mg, sodio: 1552.2 mg, carbohidratos: 23.7 g, fibra: 7.7 g, azúcares: 10.1 g, proteína: 27 g)

Cena: Camarones Griegos en Bandeja de Vegetales

Tabla nutricional:

(Calorías: 428, Grasa: 13.5g, Grasa saturada: 2g, Colesterol: 174mg, Sodio: 540mg, Carbohidratos: 45g, Fibra: 6g, Azúcares: 6g, Proteína: 34g)

DÍA 19

Desayuno: Galletas de Almendra Albaricoque

Tabla nutricional:

(Calorías: 75, Grasa: 2 g, Colesterol: 15 mg, Sodio: 17 mg, Carbohidratos: 12 g, Proteína: 2 g)

Almuerzo: Pescado Azul con Costra de Hinojo

Tabla nutricional:

(Calorías: 247, Grasa: 11 g, Colesterol: 108 mg, Sodio: 422 mg, Proteína: 34 g)

Cena: Estofado de Frijoles Blancos Toscanos

Tabla nutricional:

(Calorías: 328, grasa: 8 g, grasa saturada: 1 g, colesterol: 0 mg, sodio: 450 mg, carbohidratos: 48 g, fibra: 12 g, proteína: 16 g)

DÍA 20

Desayuno: Ciruelas Tostadas rellenas de Almendras

Tabla nutricional:

(Calorías: 204, grasa: 9 g, grasa saturada: 4 g, colesterol: 16 mg, sodio: 64 mg, carbohidratos: 31 g, proteína: 2 g)

Almuerzo: Hamburguesa de Salmón

Tabla nutricional:

(Calorías: 341, Grasa: 18 g, Colesterol: 63 mg, Sodio: 638 mg, Hidratos de carbono: 22 g, Proteína: 23 g)

Cena: Hojas de Espinaca, Rebanadas de Queso y Alcachofas

Tabla nutricional:

(Calorías: 268, grasa: 13 g, grasa saturada: 5 g, colesterol:

86 mg, sodio: 693 mg, carbohidratos: 21 g, fibra: 1 g, azúcares: 3 g, proteína: 14 g)

Día 21

Desayuno: Manzanas al Horno con Cerezas y Almendras

Tabla nutricional:

(Calorías: 200, Grasa total: 4 g, Colesterol: 0 mg, Sodio: 7 mg, Azúcar: 31 g, Carbohidratos totales: 39 g, Proteína: 2 g)

Almuerzo: Estofado Halibut con Vino Tinto

Tabla nutricional:

(Calorías: 277, Grasa: 10 g, Colesterol: 70 mg, Sodio: 643 mg, Hidratos de carbono: 8 g, Proteína: 37 g)

Cena: Atún Siciliano

Tabla nutricional:

(Calorías: 239, Grasa: 14 g, Colesterol: 39 mg, Sodio: 291 mg, Hidratos de carbono: 3 g, Proteína: 24 g)

Semana 4 (días 22-28)

DÍA 22

Desayuno: Panqueques de Piña

Tabla nutricional:

(Calorías: 236, Grasa: 9 g, Grasa saturada: 4 g, Colesterol: 33 mg, Sodio: 1740 mg, Hidratos de carbono: 38,6 g, Fibra: .5 g, Proteína: 1,5 g)

Almuerzo: Pimiento Rojo asado con Rebanadas de Queso

Tabla nutricional:

(Calorías: 77, Grasa: 5 g, Grasa saturada: 0,5 g, Colesterol: 1 mg, Sodio: 180 mg, Azúcar: 3 g, Hidratos de carbono: 6 g, Fibra: 1,5 g, Proteína: 2 g)

Cena: Pollo Griego con Arroz al Limón

Tabla nutricional:

(Calorías: 667, grasa: 23,4 g, grasa saturada: 5,8 g, colesterol: 224 mg, sodio: 1,408 mg, carbohidratos: 34,2 g, fibra: 1,9 g, azúcares: 1,3 g, proteína: 75,9 g)

DÍA 23

Desayuno: Desayuno de Tazón de Quinoa

Tabla nutricional:
(Calorías: 495, Grasa: 8.7g, Grasa saturada: 1g, Colesterol: 93mg, Sodio: 1338mg, Carbohidratos: 86.6g, Fibra: 7.6g, Azúcares: 22g, Proteína: 14g)

Almuerzo: Tortas de Salmón

Tabla nutricional:
(Calorías: 172, Grasa: 8 g, Colesterol: 34 mg, Sodio: 549 mg, Hidratos de carbono: 4 g, Proteína: 19 g)

Cena: Una Padela Cod

Tabla nutricional:
(Calorías: 257, Grasa: 13 g, Grasa saturada: 1 g, Colesterol: 48 mg, Sodio: 700 mg, Carbohidratos: 12 g, Fibra: 3 g, Azúcares: 2 g, Proteína: 23 g)

DÍA 24

Desayuno: Sobrante del Tazón de Quinoa

Tabla nutricional:
(Calorías: 495, Grasa: 8.7g, Grasa saturada: 1g, Colesterol:

93mg, Sodio: 1338mg, Carbohidratos: 86.6g, Fibra: 7.6g, Azúcares: 22g, Proteína: 14g)

Almuerzo: Sobrante del Bacalao

Tabla nutricional:

(Calorías: 257, Grasa: 13 g, Grasa saturada: 1 g, Colesterol: 48 mg, Sodio: 700 mg, Carbohidratos: 12 g, Fibra: 3 g, Azúcares: 2 g, Proteína: 23 g)

Cena: Filete Toscano

Tabla nutricional:

(Calorías: 375, Grasa: 18 g, Colesterol: 129 mg, Sodio: 699 mg, Hidratos de carbono: 1 g, Proteína: 49 g)

DÍA 25

Desayuno: Tortilla Mediterránea

Tabla nutricional:

(Calorías: 303, Grasa: 17.7 g, Grasa saturada: 5.2 g, Colesterol: 337 mg, Sodio: 631 mg, Hidratos de carbono: 21.9 g, Fibra: 9.9 g, Azúcares: 4.4 g, Proteína: 18.2 g)

Almuerzo: Cangrejos de Caparazón Blando con Salsa de Alcaparras de Limón

Tabla nutricional:

(Calorías: 201, Grasa: 11 g, Colesterol: 168 mg, Sodio: 1,171 mg, Hidratos de carbono: 10 g, Proteína: 17 g)

Cena: Salmón con Especias Mediterráneas

Tabla nutricional:

(Calorías: 222, Grasa: 4 g, Grasa saturada: 0.1 g, Colesterol: 70 mg, Sodio: 753 mg, Hidratos de carbono: 16 g, Fibra: 3 g, Azúcares: 2 g, Proteína: 32 g)

DÍA 26

Desayuno: Galletas de Almendras y Albaricoques

Tabla nutricional:

(Calorías: 75, Grasa: 2 g, Colesterol: 15 mg, Sodio: 17 mg, Carbohidratos: 12 g, Proteína: 2 g)

Almuerzo: Patatas Dulces Mediterráneas

Tabla nutricional:

(Calorías: 313, Grasa: 5 g, Grasa saturada: .7g, Sodio: 82 mg, Hidratos de carbono: 60 g, Fibra: 11.7 g, Azúcares: 3.9 g, Proteína: 8.6 g)

Cena: Estofado Halibut con Vino Tinto

Tabla nutricional:

(Calorías: 277, Grasa: 10 g, Colesterol: 70 mg, Sodio: 643 mg, Hidratos de carbono: 8 g, Proteína: 37 g)

DÍA 27

Desayuno: Peras Escalfadas

Tabla nutricional:

(Calorías: 140, Grasa: 0.5 g, Sodio: 9 mg, Carbohidratos totales: 34 g, Proteína: 1 g)

Almuerzo: Guiso Toscano

Tabla nutricional:

(Calorías: 328, grasa: 8 g, grasa saturada: 1 g, colesterol: 0 mg, sodio: 450 mg, carbohidratos: 48 g, fibra: 12 g, proteína: 16 g)

Cena: Risotto de Cebada

Tabla nutricional:

(Calorías: 252, grasa: 6 g, grasa saturada: 2 g, colesterol: 10 mg, sodio: 440 mg, carbohidratos: 45 g, fibra: 9 g, proteína: 9 g)

DÍA 28

Desayuno: Manzanas al Horno con Cerezas y Almendras

Tabla nutricional:

(Calorías: 200, Grasa total: 4 g, Colesterol: 0 mg, Sodio: 7 mg, Azúcar: 31 g, Carbohidratos totales: 39 g, Proteína: 2 g)

Almuerzo: Calzone Mediterráneo

Tabla nutricional:

(Calorías: 264, grasa: 8 g, grasa saturada: 2 g, colesterol: 8 mg, sodio: 590 mg, carbohidratos: 36 g, fibra: 4 g, proteína: 12 g)

Cena: Pollo con Lima y Cilantro

Tabla nutricional:

(Calorías: 373, grasa: 29 g, colesterol: 33 mg, sodio: 227 mg, carbohidratos: 14 g, fibra: 10 g, azúcares: 1 g, proteína: 15 g)

Como puede ver, puede tener una variedad de combinaciones de comidas todos los días. Algunos días no incluyen meriendas. La razon para esto es muy simple. Una vez que comience esta dieta, no tendrá ansias de comer cada hora de cada día como lo hace con otras dietas. ¡Eso se debe a que comerá tres comidas bien balanceadas todos los días!

Equilibrar su plan de comidas no es lo único que lo ayudará a perder peso. También es importante equilibrar estas comidas con un plan de entrenamiento saludable. Eso podría significar correr, caminar con su perro o salir por la noche y encontrar una actividad que le guste hacer, como bailar.

Capítulo 3: Recetas

En este capítulo, encontrará todas las recetas enumeradas a lo largo del plan de comidas en el capítulo 2. Si bien algunas de estas recetas requieren más tiempo de preparación, todas son muy fáciles de preparar. Todos los ingredientes se pueden encontrar en las tiendas de abarrotes locales y los mercados de agricultores.

Recetas de Desayuno

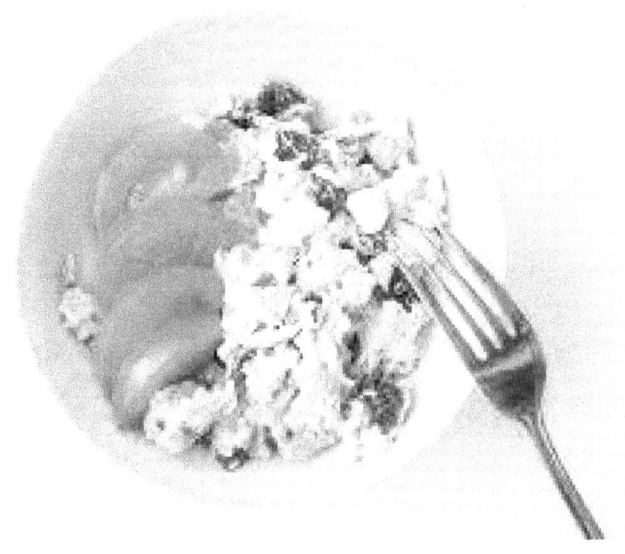

Tortilla Mediterránea

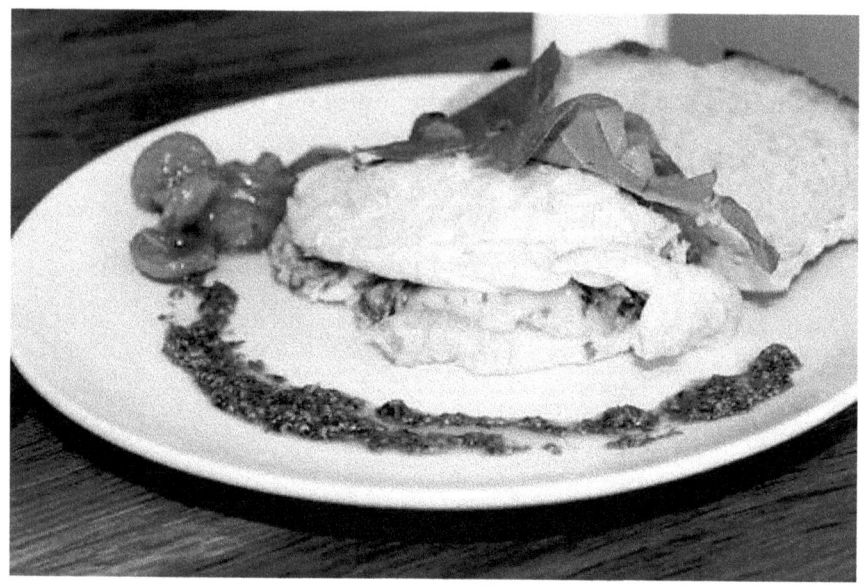

Minutos para prepararse: 5; Minutos de tiempo de cocción: 10; Porciones: 1

Tabla nutricional:

(Calorías: 303, Grasa: 17.7 g, Grasa saturada: 5.2 g, Colesterol: 337 mg, Sodio: 631 mg, Hidratos de carbono: 21.9 g, Fibra: 9.9 g, Azúcares: 4.4 g, Proteína: 18.2 g)

Ingredientes :

- Aceite de oliva (1 cucharadita)
- Huevos (2)
- Leche (1 T) * Si no desea usar leche, puede usar crema de leche en su lugar.

- Orégano (sabor según lo deseado)
- Sal (Saborizante deseado)
- Pimienta (sabor según lo deseado)
- Tomate (2 T's en cubos)
- Aceitunas Kalamata (2 T's en rodajas)
- Corazón de alcachofa (1 cuarteado)
- Queso Feta (1 T desmenuzado)
- Salsa Romesco (1 T)

Instrucciones de cocina:

- Mezcle los huevos, la leche, el orégano, la sal y la pimienta en un tazón.
- Tome una sartén, cocine el aceite de oliva y vierta la mezcla.
- Cuando el huevo comience a ponerse, espolvorea tomates, aceitunas, alcachofas y queso feta sobre la mitad del huevo.
- Doble la otra mitad del huevo y cocine los huevos durante aproximadamente un minuto o hasta que el huevo se solidifique.
- Cubra con la salsa romesco.

Peras Escalfadas

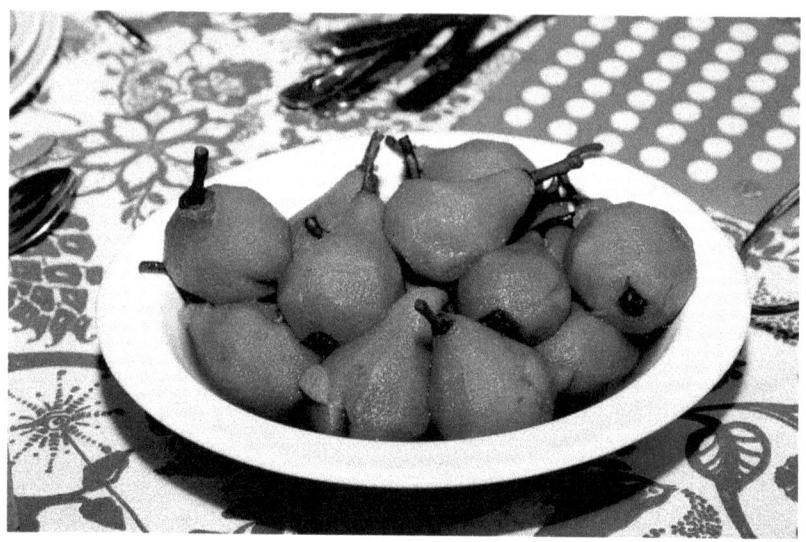

Minutos para prepararse: 5; Minutos de tiempo de cocción: 40; Porciones: 4

Datos Nutricionales :

(Calorías: 140, Grasa: 0.5 g, Sodio: 9 mg, Carbohidratos totales: 34 g, Proteína: 1 g)

Ingredientes:

- Peras (4 integrales)
- Jugo de naranja (1 taza)
- Zumo de manzana (0,25 taza)
- Canela molida (una cucharadita)
- Nuez moscada molida de tierra (una cucharadita)

- Frambuesas frescas (.5 taza)
- Orange Zest (2 T's)

Instrucciones de cocina:

- Combine el jugo de naranja, el jugo de manzana, la canela y la nuez moscada en un bol.
- Mezclar uniformemente.
- Pele las peras dejando en los tallos.
- Retire el núcleo de la pera de la parte inferior.
- Combina las peras y la mezcla de jugo en una sartén poco profunda.
- Cocine a fuego medio, llevándolo a fuego lento.
- Deje hervir a fuego lento durante 30 minutos.
- Gire las peras regularmente para que no hiervan.
- Una vez cocinado, servir.
- Adorne con frambuesas y cáscara de naranja.

Bayas Marinadas en Vinagre Balsámico

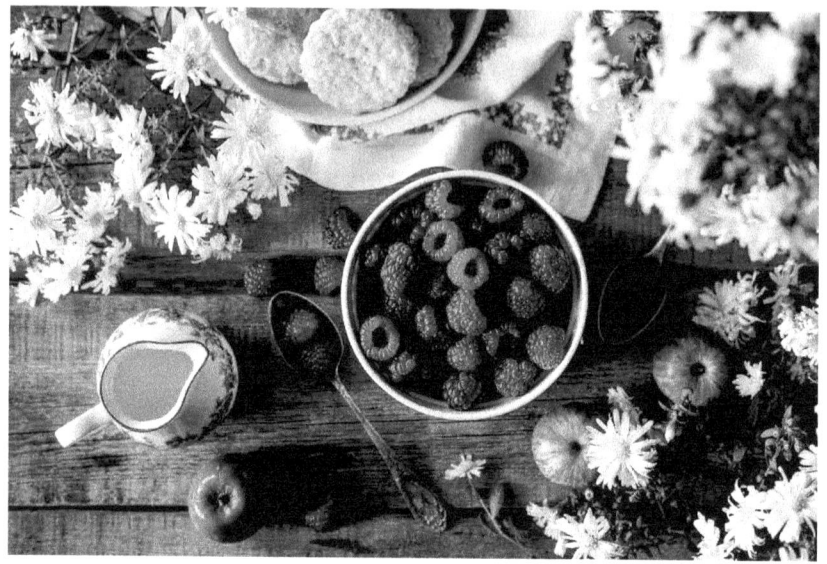

Minutos para prepararse: 5; Minutos de tiempo de cocción: hasta enfriado; Porciones: 2

Datos Nutricionales :

(Calorías: 176, Grasa: 4 g, Colesterol: 5 mg, Sodio: 56 mg, Azúcar: 8 g, Hidratos de carbono: 33 g, Proteína: 2 g)

Ingredientes:

- Vinagre balsámico (.25 taza)
- Fresas (.5 tazas)
- Arándanos (.5 taza)
- Frambuesas (.5 taza)
- Galletas shortbread (2)

- Almuerzo Brown Sugar (Dos T)
- Extracto de vainilla (una cucharadita)

Instrucciones de cocina:

- Combine el vinagre balsámico, el azúcar moreno y la vainilla en un recipiente.
- Mezcle todas las bayas en otro recipiente.
- Coloque el adobo encima de la fruta.
- Deje la mezcla marinar de diez a quince minutos.
- Desagüe.
- Ponlo en la nevera.
- Distribuya frío con shortbread en el lado.

Manzanas al Horno con Cerezas y Almendras

Minutos para prepararse: 15, minutos de tiempo de cocción: 50 a 60, raciones: 6

Tabla nutricional:

(Calorías: 200, Grasa total: 4 g, Colesterol: 0 mg, Sodio: 7 mg, Azúcar: 31 g, Carbohidratos totales: 39 g, Proteína: 2 g)

Ingredientes:

- Manzanas (6)
- Almendras (3 T's picadas)
- Cerezas secas (.33 taza, grueso picado)
- Germen de trigo (una T)
- Azúcar morena (una T)
- Canela molida (.5 cucharaditas)
- Nuez moscada molida de tierra (.125 cucharadita)
- Jugo de manzana (.5 taza)
- Agua (.25 taza)
- Dark Honey (2 T's)
- Aceite de nuez (2 cucharaditas)

Instrucciones de cocina:

- Precalentar la estufa a 350 ° F.
- Mezcle las cerezas, las almendras, el germen de trigo, el azúcar moreno, la canela y la nuez moscada en un bol.
- Dejar de lado.
- Núcleo de cada manzana, comenzando desde el tallo y deteniéndose a 0,75 pulgadas desde la parte inferior.
- Ponga la mezcla en manzanas presionando la mezcla suavemente en cada hoyo.
- En una fuente para horno pequeña, acomode las manzanas en posición vertical.
- Vierta agua y jugo de manzana en el plato.
- Escurre la miel y el aceite en las manzanas.
- Cubra con papel de aluminio.
- Cocine de 50 a 60 minutos o hasta que las manzanas estén tiernas.
- Sirva caliente o a temperatura ambiente.

Galletas de Almendras y Albaricoques

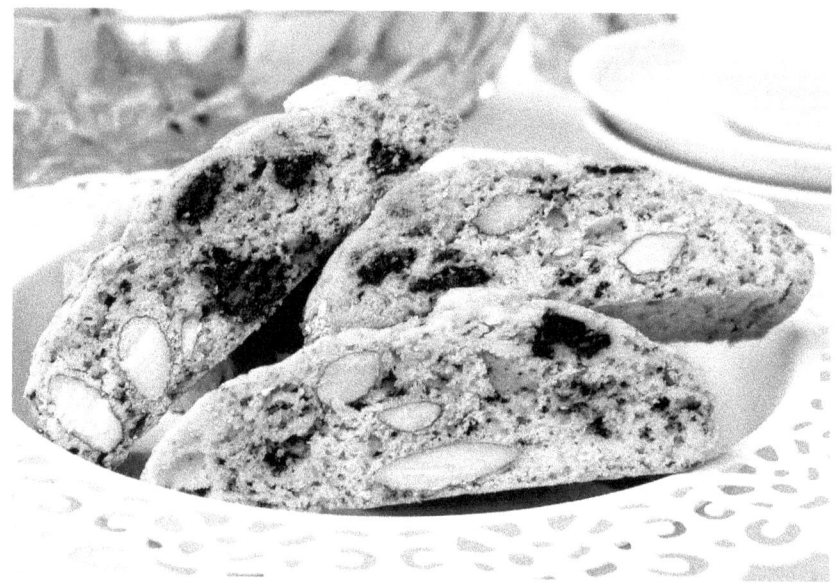

Minutos para preparar: 15, minutos de tiempo de cocción: 50, Porciones: 24 galletas

Datos Nutricionales :

(Calorías: 75, Grasa: 2 g, Colesterol: 15 mg, Sodio: 17 mg, Carbohidratos: 12 g, Proteína: 2 g)

Ingredientes:

- Aceite de canola (2 T)
- Almendras (.25 taza toscamente picada)
- Harina de trigo integral (.75 taza)
- Albaricoques secos (.67 taza picada)
- Extracto de almendras (.5 cucharaditas)

- Dark Honey (2 T's)
- Huevos (2 ligeramente batidos)
- Polvo para hornear (una cucharadita)
- Azúcar moreno (.25 taza)
- 1 por ciento de leche (2 T)
- Harina multiuso (.75 taza)

Instrucciones de cocina:

- Precalentar la estufa a 350 ° F.
- Mezcle la harina integral de trigo integral junto con el polvo de hornear en un tazón. Luego bate.
- Agregue los huevos, la leche, el aceite de canola, la miel y el extracto de almendras.
- Revuelva con una cuchara hasta que la mezcla se vuelva pastosa.
- Agregue los albaricoques y las almendras.
- Pon harina en tus manos y luego mezcla todo en la masa.
- Coloque la masa en una hoja de cocina.
- Aplane la masa para que tenga un pie de largo, 3 pulgadas de ancho y una pulgada de alto.

- Hornee de veinticinco a treinta minutos o hasta que la masa esté dorada.
- Saque y deje enfriar por 10 minutos.
- Corta la masa transversalmente en 24 rebanadas.
- Coloque las rebanadas cortadas boca abajo en una nueva bandeja para hornear.
- Hornee de quince a veinte minutos o hasta que estén crujientes.
- Deja enfriar y servir.

Tazón de Frutas: Sandía

Minutos para prepararse: 60 + tiempo de enfriamiento; Minutos de tiempo de cocción: 10; Tamaño de la porción: 32 tazas

Datos Nutricionales :

(Calorías: 111, Sodio: 7 mg, Carbohidratos: 26 g, Proteína: 2 g)

Ingredientes :

- Sandía (1 corte por la mitad longitudinalmente)
- Zumo de lima fresca (3 T)
- Azúcar (1 taza)
- Agua (1.5 tazas)
- Hojas de menta fresca (1.5 tazas, picadas)
- Ciruelas (6, marcadas y cortadas por la mitad)
- Nectarinas (4, marcadas y cortadas por la mitad)
- Cantalupo (1 pequeño)
- Uvas verdes sin semilla (1 libra)

Instrucciones de cocción:

- Mezcle el agua y el azúcar en una olla de 2 cuartos y lleve a ebullición a fuego medio.

- Revuelva ocasionalmente hasta que el azúcar se disuelva.
- Mezcle la menta y el jugo de lima.
- Ponlo en el refrigerador hasta que se enfríe.
- Luego, corta la sandía en trozos del tamaño de un bocado.
- Corta las ciruelas y las nectarinas en trozos.
- Mezcle la fruta en un tazón grande.
- Agregue las uvas.
- Saque la mezcla del refrigerador y vierta sobre la fruta. Mezclar bien.
- Cubra el recipiente con una envoltura de saran.
- Refrigere por dos horas.
- Revuelva de vez en cuando.

Ciruelas Asadas con Almendras

Minutos para prepararse: 15; Minutos de tiempo de cocción: de 25 a 30; Porciones: 6

Datos Nutricionales :

(Calorías: 204, grasa: 9 g, grasa saturada: 4 g, colesterol: 16 mg, sodio: 64 mg, carbohidratos: 31 g, proteína: 2 g)

Ingredientes :

- Ciruelas (6 grandes, sin hueso y cortadas a la mitad)
- Mantequilla (3 T)
- Brown Sugar (.33 Cup)
- Hinojo (dos tazas en rodajas)
- Harina multiuso (.25 taza)
- Almendras naturales (.33 taza en rodajas)

Instrucciones de cocción :

- Caliente la estufa a 425 ° Fahrenheit.
- Pon las ciruelas en una fuente para horno poco profunda.
- Mezcle la mantequilla y el azúcar moreno hasta que quede suave.
- Mezcle en la harina hasta que se mezcle.

- Agrega las almendras.
- Vierta la mezcla de manera uniforme sobre las ciruelas.
- Hornea de 25 a 30 minutos o hasta que las ciruelas se ablanden.

Tostada Francesa con Canela

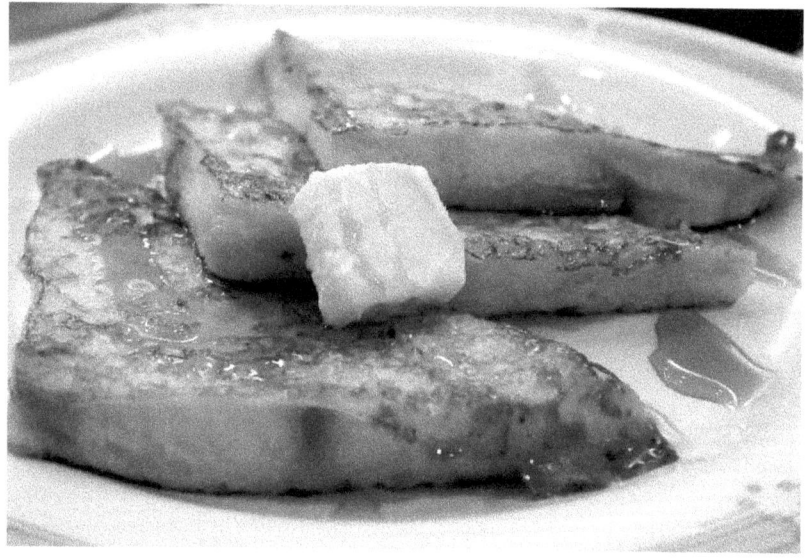

Minutos para prepararse: 5; Minutos de tiempo de cocción: 20; Tamaño de la porción: 2

Datos Nutricionales :

(Calorías: 421, Grasa: 18.4, Grasa saturada: 6g, Colesterol: 170 mg, Sodio: 501 mg, Hidratos de carbono: 72 g, Fibra: 5 g, Azúcares: 22 g, Proteína: 17.6 g)

Ingredientes :

- Canela germinada Pan Ezequiel / Pan de elección (4 rebanadas)
- Huevos (2)
- Mantequilla sin sal (una T)
- Extracto de vainilla (una cucharadita)
- Canela molida (una cucharadita)
- Leche de almendra sin azúcar (.5 taza)

Instrucciones de cocción :

- Batir los huevos, la leche de almendras, la canela y la vainilla en un bol.
- Cubra las rebanadas de pan en la mezcla por 2 minutos.
- Caliente la mantequilla en una sartén a temperatura moderada-alta.
- Cocine las rebanadas de pan haciendo dorado.
- Agregue un poco de canela al servir.

Tazón de Desayuno Griego de Quinoa

Minutos para prepararse: 10; Minutos de Cook Time: 20; Porciones: 6

Datos Nutricionales :

(Calorías: 495; Grasa: 8,7 g; Grasa saturada: 1 g; Colesterol: 93 mg; Sodio: 1338 mg; Hidratos de carbono: 86,6 g; Fibra: 7,6 g; Azúcares: 22 g; Proteína: 14 g)

Ingredientes :

- Sal (.5 cucharadita)
- Quinua (2 tazas cocidas)
- Huevos (12)
- Queso feta (1 taza)
- Ajo granulado (1 cucharadita)
- Tomates cherry (1 pinta a la mitad)
- Espinaca baby (5 onzas)
- Aceite de oliva (1 cucharadita)
- Yogur griego simple (.25 taza)
- Polvo de cebolla (1 cucharadita)
- Pimienta (.5 cucharadita)

Instrucciones de cocción :

- Mezcle los huevos, el yogurt, la cebolla en polvo, el ajo, la sal y la pimienta con un batidor en un tazón grande.
- Poner a un lado.
- A continuación, caliente el aceite de oliva y las espinacas en una sartén grande de tres a cuatro minutos hasta que la espinaca esté un poco marchita.
- Mezcle los tomates cherry.
- Cocine por tres o cuatro minutos o hasta que los tomates cherry se ablanden.
- Agregue la mezcla de huevo.
- Revuelva y cocine de siete a nueve minutos.
- Agregue queso feta y quinoa.
- Cocine hasta que la mezcla se caliente.

Huevos con Tomates, Aceitunas y Hojas de Queso

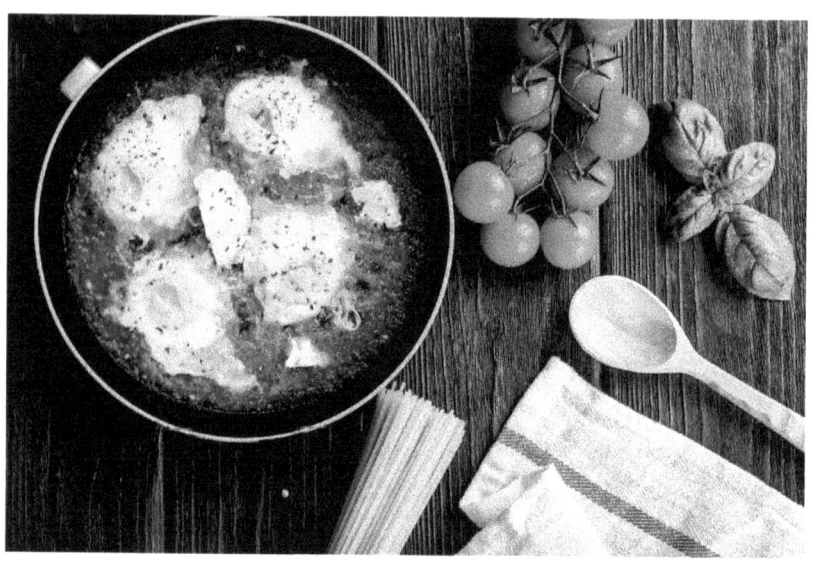

Minutos para prepararse: 10; Minutos de tiempo de cocción: 5; Porciones: 2

Datos Nutricionales :

(Calorías: 250; Grasa: 18,2 g; Grasa saturada: 3,2 g; Colesterol: 402 mg; Sodio: 589 mg; Hidratos de carbono: 25,9 g; Fibra: 7,2 g; Azúcares: 2 g)

Ingredientes :

- Huevos (4)
- Tomates (3 en cubitos)
- Aceitunas griegas (10 picadas y rebanadas)
- Queso feta (1 taza rallada)

- Aceite de Oliva Virgen Extra (Dos T's)
- Sal (para el sabor)
- Pimienta (Saborizante)

Instrucciones de cocción :

- Mezcle el aceite de oliva y los tomates en una sartén y saltee durante diez minutos.
- A continuación, agregue las aceitunas.
- Cocine cinco minutos.
- Batir los huevos en un tazón pequeño.
- Coloque los huevos en la sartén y cocine a fuego medio a alto hasta que comiencen a asentarse.
- Cubra con queso feta y cocine hasta obtener la consistencia deseada.
- Sabor según lo deseado.

Huevos Revueltos del Mediterráneo con Espinacas, Tomate, y Hojas de Queso

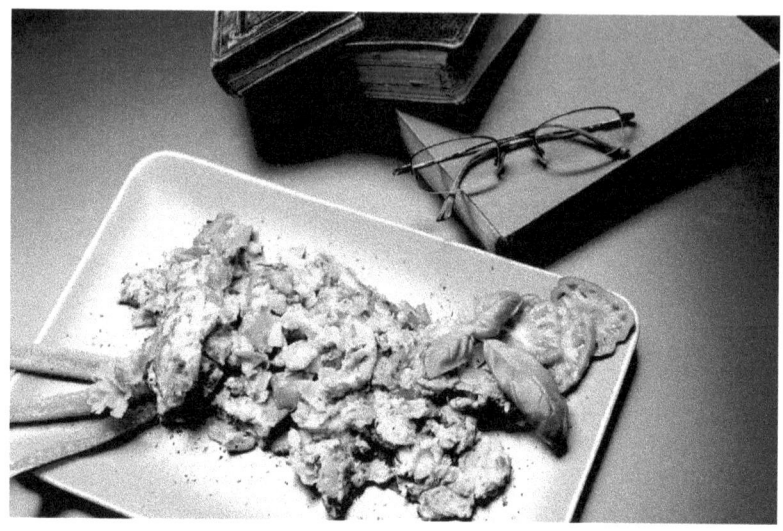

Minutos para prepararse: 2; Minutos de tiempo de cocción: 4; Tamaño de la porción: 1 a 2

Datos Nutricionales :

(Calorías: 303; Grasa: 17,7 g; Grasa saturada: 5,2 g; Colesterol: 337 mg; Sodio: 631 mg; Carbohidratos: 21,9 g; Fibra: 9,9 g; Azúcares: 4,4 g)

Ingredientes :

- Huevos (3)
- Tomate (.33 taza en cubos y semillas)
- Espinaca baby (1 taza)
- Queso Feta (2 T Cubed)

- Sal (Saborizante)
- Pimienta (Para Sabor)

Instrucciones de cocción :

- Cocine el aceite de oliva en una sartén a temperatura moderada.
- Mezcle en tomates / espinacas.
- La espinaca se marchitará una vez completamente salteada.
- Mezcle los huevos.
- Mezcle por 30 segundos.
- Agregue las rebanadas de queso y cocínelo a gusto.
- Condimentar con sal y pimienta.

Panqueques al Revés de Piña

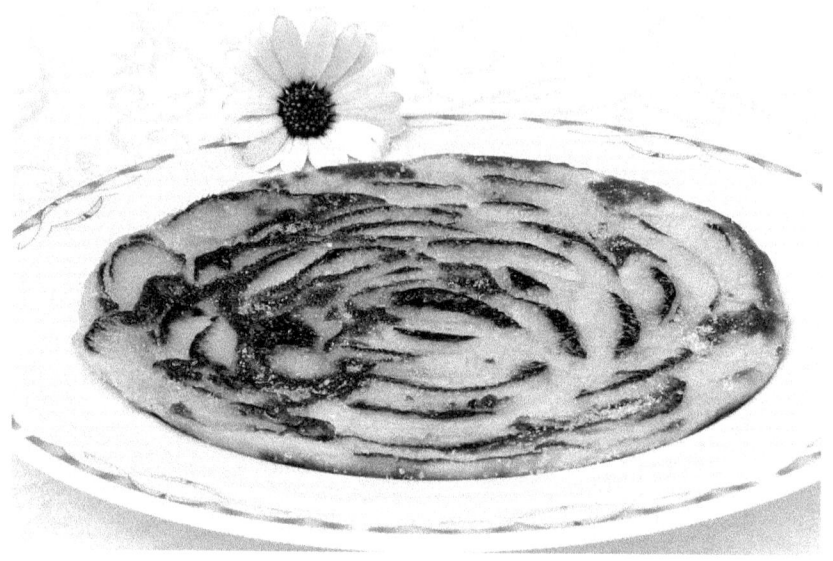

Minutos para prepararse: 10; Minutos de tiempo de cocción: 10; Porciones: 6

Datos Nutricionales :

(Calorías: 236; Grasa: 9 g; Grasa saturada: 4 g; Colesterol: 33 mg; Sodio: 1740 mg; Hidratos de carbono: 38,6 g; Fibra: .5 g; Proteína: 1,5 g)

Ingredientes :

- Piña fresca (una pelada, cortada y cortada en tiras finas)
- Huevos (2)
- Harina multiuso (1.33 copas)

- Polvo para hornear (1.25 cucharaditas)
- Azúcar morena (.5 taza separada)
- Leche de coco (1 taza)
- Mantequilla derretida (4 T's)
- Extracto puro de vainilla (1 cucharadita)
- Canela molida (0,25 cucharaditas)

Instrucciones de cocción :

- Bata la harina, el polvo de hornear y un cuarto de taza de azúcar moreno en un tazón grande.
- Una vez bien mezclado, agregue los huevos, la leche de coco, la mantequilla derretida, la vainilla y la canela. El bateador no tiene que ser suave.
- Cocine en una sartén a temperatura moderada. Disuelva una pequeña cantidad de mantequilla o aceite de oliva.
- Coloque un anillo de piña en el centro de la sartén.
- Agregue azúcar morena en la parte superior de la piña.
- Marrón en ambos lados.
- Luego, agrega un cuarto de taza de la mezcla sobre la piña.

- Cocine ambos lados hasta que estén dorados y crujientes.

Desayuno Mediterráneo - Strata

Minutos para prepararse: 10; Minutos de tiempo de cocción: 50; Porciones: 4

Datos Nutricionales :

(Calorías: 401; Grasa: 27,3 g; Grasa saturada: 12 g; Colesterol: 207 mg; Sodio: 1,195 mg; Carbohidratos: 14,8 g; Fibra: 0,5 g; Azúcares: 4 g; Proteína: 23,2 g)

Ingredientes :

- Pan blanco (6 tazas cortadas en trozos de .5 pulgadas)
- Mantequilla (3 T)
- Clavos de ajo (2 picados)
- Cebollas (2 picadas)
- Button Mushrooms (1 taza en rodajas)
- Hojas secas de mejorana (1 cucharadita)
- Corazones de alcachofas (.5 taza cortada en .125 piezas)
- Aceitunas de Kalamata (.25 Quartered)

- Tomates secados al sol y deshidratados (.25 taza en rodajas)
- Queso parmesano (0,25 taza desmenuzada)
- Bolas de queso mozzarella fresca (1 taza a la mitad)
- Huevos (6)
- Mitad y mitad (1.5 tazas)
- Hojas de albahaca (.25 taza en rodajas)
- Sal kosher

Instrucciones de cocción :

- Precalentar el horno a 325 ° Fahrenheit.
- Derrita una cucharada de mantequilla y cepíllela dentro de una fuente para horno de 2 cuartos.
- Agregue la mantequilla sobrante a una sartén mediana y luego derrita a temperatura moderada.
- Agregue el ajo y la cebolla, saltee durante 2 minutos.
- A continuación, mezcle los champiñones junto con la mejorana.
- Cocine por 4 minutos.
- Después de retirar del fuego, coloque la mezcla en un recipiente y luego agregue trozos de pan,

corazones de alcachofas, aceitunas, tomates, queso parmesano y mozzarella.

- Mezcle y sazone con sal.
- Llene la fuente para hornear de manera uniforme con la mezcla.
- A continuación, mezcle los huevos junto con la mitad y la mitad en una taza de medir de 4 tazas.
- Vierta la mezcla sobre el pan en una fuente para horno.
- Hornee durante cincuenta minutos o hasta que los huevos se pongan.
- Déjalo reposar durante cinco minutos antes de servir.

Galetillas de Pimiento Rojo y Huevos al Horno

Minutos para prepararse: 25; Minutos de tiempo de cocción: 90; Porciones: 4

Datos Nutricionales :

(Calorías: 224; Grasa: 18,3 g; Grasa saturada: 9 g; Colesterol: 114 mg; Sodio: 413 mg; Carbohidratos: 8,7 g; Fibra: 0,5 g; Azúcares: 0 g; Proteína: 11,2 g)

Ingredientes :

- Pimiento Rojos (2 cortados en tiras de .5 pulgadas)
- Huevos (1 batido + 4 invicto)
- Hojaldre (1 hoja descongelada)
- Cebollas (2 pequeñas cortadas a la mitad y cortadas en .5 cuñas)
- Tomillo fresco (ramitas con hojas eliminadas)
- Cilantro (Una cucharadita)
- Aceite de oliva (6 T)
- Perejil fresco (puñado picado)
- Cilantro (puñado picado)
- Crema agria (12 cucharaditas)
- Sal

- Pimiento fresco agrietado
- Comino (Una cucharadita)

Instrucciones de cocina:

- Precalentar el horno a 400 º F.
- En un recipiente, coloque los pimientos, cebollas, tomillo y especias.
- Agregue el aceite de oliva y mezcle bien.
- Coloque las verduras en una bandeja para hornear y tueste durante 30 minutos, revolviendo ocasionalmente.
- Agregue la mezcla de hierbas a las verduras y reserve.
- Precalentar el horno a 425 grados Fahrenheit.
- Use un rodillo para hacer bollos en un cuadrado de 12x12 pulgadas.
- Divida en cuadrados de 6 pulgadas.
- Transfiere los cuadrados a una bandeja para hornear.
- Haz un marco de .25 pulgadas alrededor de cada cuadrado.
- Pincha dentro de los cuadrados con un tenedor.

- Coloque en la nevera durante 30 minutos.
- Después de 30 minutos, cepilla los cuadrados con el huevo batido.
- Extienda el interior de cada cuadrado con 3 cucharaditas de crema agria.
- Agregue las verduras a lo largo de los bordes interiores de cada cuadrado de repostería.
- Hornee en el horno por 10 minutos, dejando que la masa se levante y comience a dorarse.
- Saque y agregue un huevo al centro de cada cuadrado.
- Cocine en el horno durante 10 minutos hasta que los huevos estén listos.
- Agregue sal, pimienta y hierbas restantes a cada cuadrado.
- Finalmente, rocíe cada cuadrado con aceite de oliva y sirva.

Dulce de Bananas en Tostada Francesa

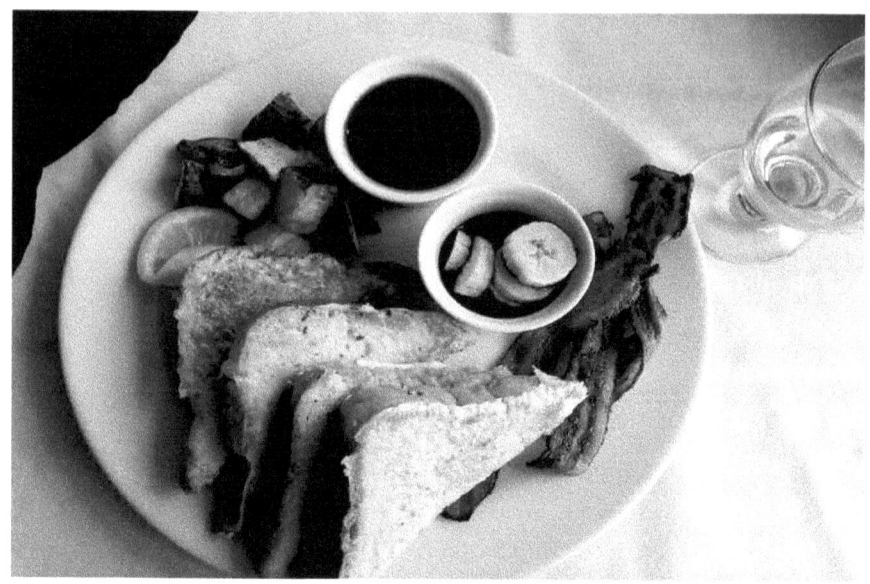

Minutos para prepararse: 20; Minutos de tiempo de cocción: 20; Tamaño de la porción: 1 por rebanada de pan tostado

Datos Nutricionales :

(Calorías: 511; Grasa: 21.7 g; Grasa saturada: 12 g; Colesterol: 187 mg; Sodio: 596 mg; Hidratos de carbono: 68 g; Fibra: 3 g; Azúcares: 27 g; Proteína: 13.4 g)

Ingredientes :

- Pan challah o tu pan de elección (6 rebanadas)
- Plátanos (2 Thickly Sliced)
- Huevos (2)

- Leche (.5 taza)
- Mantequilla (Frying Purposes)
- Extracto de vainilla (1 cucharadita)
- Canela molida (.5 cucharaditas)
- Azúcar granulado (3 T)
- Sal (1 pizca)

Instrucciones de cocina:

- Batir los huevos, la leche, la vainilla, la canela, el azúcar y la sal en un tazón grande.
- Deja la mezcla a un lado.
- Derrita un poco de mantequilla a temperatura moderada a alta.
- Cubra cada rebanada de pan en la mezcla de huevo.
- Pon el pan en la sartén.
- Prepare cada lado durante 2 a 3 minutos.
- Agregue los plátanos rebanados en la parte superior junto con el jarabe (consulte la receta de jarabe de caramelo de plátano).

Jarabe de Caramelo de Plátano

Minutos para prepararse: 5; Minutos de tiempo de cocción: 15;

Ingredientes :

- Plátanos (2 Thickly Sliced)
- Mantequilla (.25 taza)
- Azúcar marrón (.75 taza)
- Crema batida (3 T)
- Canela molida (0,25 cucharaditas)
- Extracto de vainilla (1 cucharadita)

Instrucciones de cocción:

- Disuelva la mantequilla a temperatura moderada a alta.
- Batir en azúcar moreno.
- Una vez que la mezcla esté bien batida, hierva a fuego lento.
- Deje hervir 2 minutos. No necesita agitación.
- Agregue la crema batida a la mezcla y bata.
- Agregue canela y vainilla.

- Agregue los plátanos y cocínelos durante 45 segundos a 1 minuto o hasta que los plátanos comiencen a ablandarse.

Rollos de Espinaca con Setas

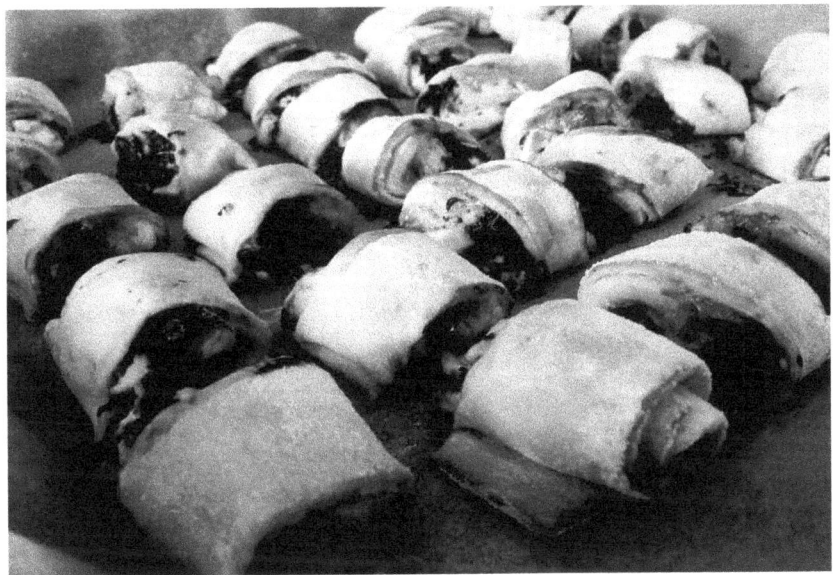

Minutos para prepararse: 25; Minutos de tiempo de cocción: 15; Porciones: 8

Tabla nutricional:

(Calorías: 217, grasa: 15 g, grasa saturada: 8 g, colesterol: 193 mg, sodio: 490 mg, carbohidratos: 6 g, proteína: 15 g)

Ingredientes :

- Huevos (6)
- Champiñones blancos (8 onzas recortadas y cortadas en trozos gruesos)
- Champiñones Shiitake (8 onzas)
- Mantequilla (1 T)
- Espinacas (10 onzas picadas)
- Queso Cheddar (1.5 tazas desmenuzadas)
- Queso parmesano fresco (.5 taza rallada)
- Leche (.67 taza)
- Cebollas verdes (2 en rodajas finas)
- Sal (.5 cucharadita)
- Pimienta negra molida (.25 taza)

Instrucciones de cocción :

- Caliente la estufa a 350 ° Fahrenheit.
- Alinee una bandeja de jellyroll en papel de aluminio.
- Engrase la lámina.
- Disuelva la mantequilla en una sartén a fuego moderado.
- Agregue las cebollas verdes.

- Cocine las cebollas hasta que se marchite; aproximadamente un minuto.
- Mezcle ambos tipos de champiñones, sal y pimienta en la sartén.
- Cocine los champiñones hasta que estén tiernos y todo el líquido se haya evaporado.
- Saca la sartén del fuego.
- Haga puré de espinacas, huevos, leche y parmesano en una licuadora hasta que quede suave.
- Coloque el puré en una sartén de gelatina.
- Suavizar.
- Calienta de 8 a 10 minutos o hasta que la mezcla se solidifique.
- Levanta la lámina y extiende la mezcla de hongos sobre ella.
- Cubra con queso cheddar, luego agregue más mezcla de champiñones en la parte superior.
- Usando papel de aluminio como guía, ruede desde un extremo largo.
- Coloque la costura hacia abajo.
- Caliente en el horno hasta que el queso cheddar se derrita.

- Rebana y sirve.

Recetas de almuerzo

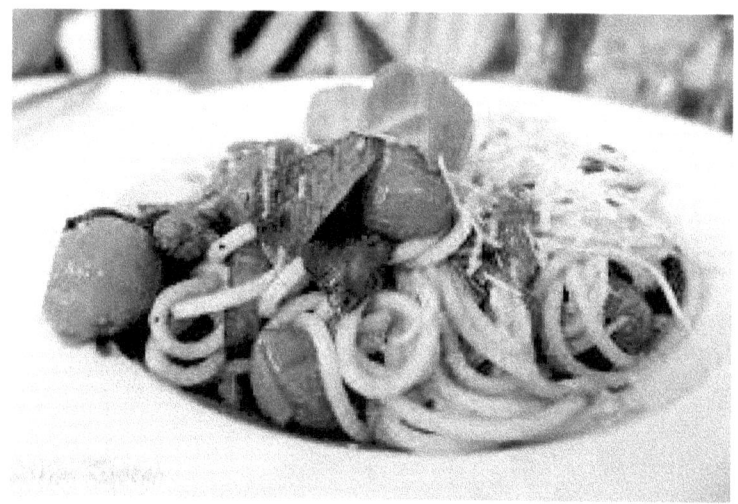

Sandwiches de Ommelet con Pimientos y Cebollas

Minutos para prepararse: 25; Minutos de tiempo de cocción: 32; Porciones: 4

Datos Nutricionales :

(Calorías: 605, Grasa: 26 g, Colesterol: 339 mg, Sodio: 1,311 mg, Hidratos de carbono: 63 g, Proteína: 33 g)

Ingredientes :

- Huevos (6 grandes)

- Focaccia (1 redondo o cuadrado) * Puede usar pan italiano si se prefiere.
- Aceite de oliva (2 T)
- Frying Peppers italianos (8 onzas finamente rebanadas)
- Sal (.5 cucharadita)
- Queso parmesano rallado (0,75 taza)
- Perejil fresco (.25 taza)
- Pimienta negra molida (.25 cucharaditas)

Instrucciones de cocción :

- Calienta una T de aceite a fuego medio en una sartén de 12 cuartos.
- Ponga las cebollas y cocine hasta que estén tiernas.
- Pon los pimientos italianos.
- Salpique con .25 cucharaditas de sal.
- Prepare 12 minutos hasta que los pimientos estén tiernos.
- Mantener caliente
- Precalentar el horno a 375 ° Fahrenheit.

- En un bol, bata los huevos, el parmesano, el perejil y el resto de la sal y la pimienta.
- Caliente el aceite restante en una sartén apta para horno .* Si no tiene una bandeja apta para horno, doble el mango de una bandeja en papel de aluminio.
- Agregue la mezcla de huevo.
- Cocine de 3 a 4 minutos o hasta que los huevos comiencen a ponerse alrededor de los bordes.
- Pon la sartén en el horno.
- Para preparar el sándwich:
- Pon el ommelet en la mitad inferior de la focaccia. Si el pan es demasiado grande, ajústalo para que quepa.
- Pon la mezcla de cebolla y pimiento en la parte superior de la frittata.
- Agregue la mitad superior de la focaccia.
- Cortar en cuatro cuñas y servir.

Ensalada de atún Toscano en Focaccia

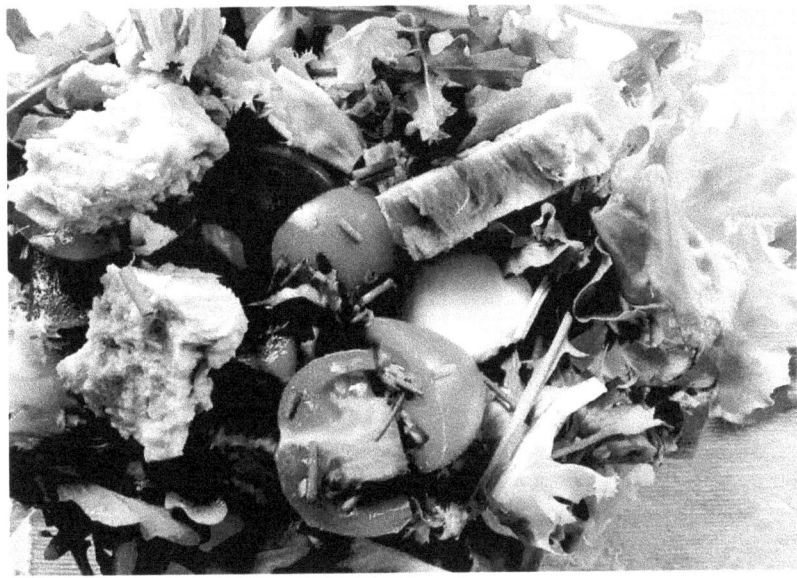

Porciones: 4; Minutos para prepararse: 15; Minutos de tiempo de cocción: ninguno

Datos Nutricionales :

(Calorías: 522, Grasa: 14 g, Colesterol: 22 mg, Sodio: 1,464 mg, Carbohidratos: 69 g, Proteína: 33 g)

Ingredientes :

- Atún empacado en agua (1 lata, escurrido y en copos)
- Aceite de oliva (2 T)
- Focaccia (1 redondo o cuadrado) * También puede usar Pan Pita

- Frijoles (1 lata, enjuagados y escurridos)
- Albahaca fresca (.5 taza picada)
- Alcaparras (3 T's Drenadas y Picadas)
- Jugo de Limón (2 T)
- Pimienta negra molida (.25 cucharaditas)
- Berro (1 manojo de tallos recortados y ramitas cortadas en .5)
- Tomates maduros (2 rebanadas delgadas)
- Sal (.5 cucharadita)

Instrucciones de cocción :

- Mash 1 taza de frijoles en un tazón grande.
- Agregue la albahaca, las alcaparras, el jugo de limón, el aceite, la sal y la pimienta.
- Mezclar bien.
- Luego agrega el atún, el berro y los frijoles restantes al plato.
- Para hacer el sándwich:
  - Coloque el atún en el fondo de la focaccia.
  - Luego agregue los tomates en la parte superior.

- Poner el bollo encima y servir.

Pescado Azul con Costra de Hinojo

Porciones: 4; Minutos para prepararse: 5; Minutos de tiempo de cocción: 8

Datos Nutricionales :

(Calorías: 247, Grasa: 11 g, Colesterol: 108 mg, Sodio: 422 mg, Proteína: 34 g)

Ingrediente s:

- Semillas de hinojo (2 cucharaditas)
- Filete de Bluefish (4 piezas)
- Aceite de oliva (1 cucharadita)
- Mantequilla (1 T)
- Granos de pimienta negros enteros (.5 cucharaditas machacadas)
- Sal (.5 cucharadita)

Instrucciones de cocción :

- Mezcle las semillas de hinojo, los granos de pimienta y la sal en un tazón.
- Frote la mezcla en ambos lados de los Filetes de Pescado Azul.

- Derrita la mantequilla y el aceite en una sartén a temperatura moderada a alta.
- Agregue el Pescado Azul a la sartén y cocine de cuatro a seis minutos hasta que el pescado esté completamente opaco.

Hamburguesas de Salmón con Jengibre en Escabeche

Porciones: 4; Minuto para prepararse: 45; Minutos de tiempo de cocción: 10

Datos Nutricionales :

(Calorías: 341; Grasa: 18 g; Colesterol: 63 mg; Sodio: 638 mg; Hidratos de carbono: 22 g; Proteína: 23 g)

Ingredientes:

- Filete de salmón (1 libra con piel y huesos eliminados)
- Jengibre fresco (1 cucharadita pelada y rallada)
- Jengibre fresco (.25 taza finamente rebanada y pelada)
- Azúcar (.25 taza)
- Vinagre blanco destilado (.5 taza)

- Agua (1 taza)
- Cebollas verdes (2 rebanadas finas)
- Salsa de soja (2 T's)
- Aceite vegetal (1 T)
- Semillas de sésamo (2 T)
- Migas de pan secas (taza 25)
- Pimienta negra molida (.25 cucharaditas)

Instrucciones de cocción:

- Primero, prepare el jengibre en escabeche agregando agua, vinagre destilado y azúcar en una olla.
- Calentar a fuego alto y llevarlo a ebullición.
- Mezcle en .25 taza de jengibre.
- Baje la temperatura y cocine a fuego lento durante 30 minutos una vez que esté tierna,
- Revuelva periódicamente
- Para preparar las hamburguesas, comience cortando finamente el salmón.
- Ponga el pescado en un tazón mediano y mezcle las cebollas verdes, el jengibre restante, la salsa de soja y la pimienta.

- Ahora empate los pescados en 3 pulgadas cada uno.
- En una hoja de cocina o tabla de cortar, combine las migas de pan y las semillas de sésamo juntas.
- Cubra el pescado en la mezcla.
- A fuego medio, caliente el aceite en una sartén hasta que esté caliente.
- Coloque las hamburguesas en la sartén y cocine hasta que estén doradas.

Pasteles de Salmón

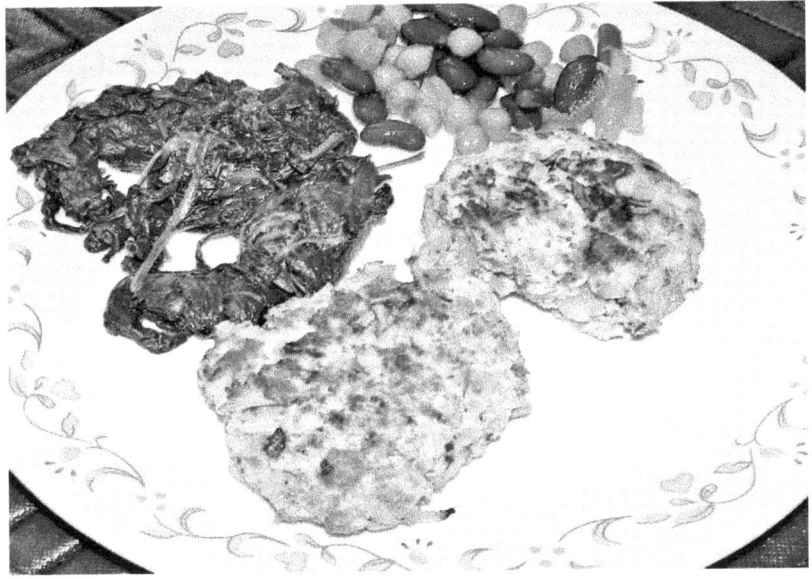

Porciones: 4; Minutos para prepararse: 10; Minutos de tiempo de cocción: 10

Datos Nutricionales :

(Calorías: 172, Grasa: 8 g, Colesterol: 34 mg, Sodio: 549 mg, Hidratos de carbono: 4 g, Proteína: 19 g)

Ingredientes:

- Salmón (Uno puede ser drenado y en copos)
- Rábano picante blanco embotellado (3 T)
- Cebolla verde (1 rebanada)
- Salsa de soja (1 cucharadita)

- Aceite vegetal (1 T)
- Migas de pan secas (2 T's)
- Pimienta negra molida (.25 cucharaditas)

Instrucciones de cocción:

- Mezcle la cebolla verde, el rábano picante, el pan rallado, la salsa de soja y la pimienta suavemente en un tazón mediano.
- Patty pescado en tres pulgadas cada uno.
- Calentar el aceite en una sartén a fuego medio hasta que esté caliente.
- Coloque los pasteles en la sartén, cocine los pasteles en un marrón dorado y caliéntelos durante cinco minutos en cada lado.

Ensalada de Bacalao

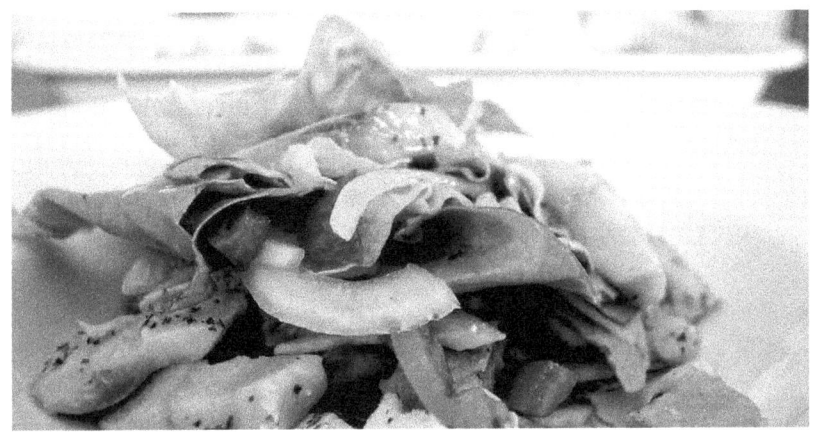

Porciones: 6; Minutos para prepararse: 15 + tiempo de remojo; Minutos de tiempo de cocción: 15

Datos Nutricionales :

(Calorías: 298; Grasa: 9 g; Colesterol: 115 mg; Carbohidratos totales: 4 g; Proteína: 48 g)

Ingredientes:

- Filetes de bacalao salado (1 libra)
- Cebolla roja (1 rebanada finamente)
- Tomates maduros (3 cortes medianos en piezas de media pulgada)
- Hojas de perejil fresco de hoja plana (1 taza)
- Aceite de Oliva Virgen Extra (3 T's)
- Jugo de limón fresco (.33 taza)

- Pimienta negra molida (.25 cucharaditas)

Instrucciones de cocción:

- Mezcle el bacalao y el agua fría (suficiente para cubrir el pescado) en un tazón mediano.
- Cubra y refrigere por 24 a 36 horas.
- Cuando esté listo, escurra y enjuague los peces.
- Ponga bacalao y suficiente agua para cubrirlo en una olla de 3 cuartos de galón que hierve a una temperatura de moderada a alta.
- Baje la temperatura, hirviendo a fuego lento de cinco a diez minutos. Hornee los copos de pescado y agregue.
- Escurrir el pez
- Mezcle el jugo de limón, el aceite y la pimienta en un tazón mediano.
- Deseche los huesos del bacalao una vez que se haya enfriado.
- Escabe el bacalao en la mezcla de jugo de limón.
- Mezcle el perejil y la cebolla.
- Mezcle suavemente los tomates.

- Cubra y deje reposar por 30 minutos, para que los sabores tengan tiempo de mezclarse.

Cangrejos de Cáscara Blanda Coronados con Salsa de Alcaparras al Limón

Porciones: 2; Minutos para prepararse: 35; Minutos de tiempo de cocción: 8;

Datos Nutricionales :

(Calorías: 201, Grasa: 11 g, Colesterol: 168 mg, Sodio: 1,171 mg, Hidratos de carbono: 10 g, Proteína: 17 g)

Ingredientes:

- Mantequilla (2 T's + 2 cucharaditas)
- Cangrejos de caparazón blando (4 grandes y limpiados)
- Limón (1 pequeño)
- Alcaparras (2 T's drenadas)
- Sal (.5 cucharadita)
- Perejil fresco (2 T's)
- Harina multiuso (.25 taza)
- Cebollas (.25 taza finamente picada)

- Pimienta negra molida (.25 cucharaditas)

Instrucciones de cocción:

- Corta las puntas del limón.
- Cortar y pelar la médula blanca del limón.
- Corta el limón en cuartos y descarta las semillas.
- Combina el limón, el perejil y la alcaparra en una taza.
- Dejar de lado.
- Tomando un pedazo de papel encerado, cubra los cangrejos con harina.
- Sacuda todo exceso.
- Calentar una sartén a fuego medio y derretir 2 cucharadas de mantequilla.
- Coloque los cangrejos en una sartén con sabor a sal y pimienta.
- Prepárese de tres a cuatro minutos, haciendo que los cangrejos se doren.
- Saca los cangrejos de la sartén y déjalos a un lado.
- Mezcle la mantequilla restante y la cebolla juntas.
- Cocine por 1 minuto.

- Mezcle en la mezcla de limón y caliente.
- Sirva la salsa de limón en los cangrejos y sirva.

Tartaleta de Quiche Medeterraneo

Minutos para prepararse: 15; Minutos de tiempo de cocción: 55; El tamaño de la porción es 8 rebanadas

Datos Nutricionales :

(Calorías: 314, Grasa: 20.9g, Grasa saturada: 8g, Colesterol: 175mg, Sodio: 912mg, Hidratos de carbono: 21.5g, Fibra: 2.8g, Azúcares: 4g, Proteína: 11.2g,

Ingredientes :

- Agua (hervida)
- Tomates secados al sol (.5 taza)
- Pie Crust (1 preparado)
- Orégano seco (1 cucharadita)
- Mantequilla (2 T's)
- Cebolla (1 en cubos)
- Clavos de ajo (2 picados)
- Pimiento Rojo (1 en cubos)
- Espinaca fresca (2 tazas)

- Aceitunas Kalamata (.25 Copa)
- Perejil seco (1 cucharadita)
- Rebanadas de Queso (.33 taza desmenuzada)
- 32 huevos (4 grandes)
- Leche (1.25 taza)
- Sal al gusto
- Pimienta al gusto
- Queso Cheddar rallado (1 taza dividida)

Instrucciones de cocción :

- En una taza de medir de vidrio, agregue los tomates secos y el agua hirviendo (agregue agua hasta que los tomates secados al sol estén cubiertos).
- Deje reposar hasta que los tomates estén suaves (aproximadamente 5 minutos).
- Escurra y pique los tomates y déjelos a un lado.
- Caliente la estufa a 375 ° F.
- Coloque el pastel preparado en un plato para pastel de 9 pulgadas.
- Agrupe los bordes y déjelos a un lado.

- En una sartén, derrita la mantequilla a temperatura moderada a alta.
- Agregue la cebolla y el ajo a la sartén .Prepárate unos tres minutos.
- Agregue el pimiento rojo y cocine durante tres minutos más hasta que todos los vegetales estén tiernos.
- A continuación, coloque las espinacas, las aceitunas, el orégano y el perejil y cocínelas hasta que la espinaca se marchite.
- Retire la sartén del fuego y agregue el queso feta y los tomates.
- Vierta la mezcla en la masa de torta y extiéndala uniformemente. Colócalos a un lado.
- Luego mezcle los huevos, la leche, la sal, la pimienta y la media taza de queso cheddar en un tazón mediano.
- Vierta la mezcla encima de la mezcla de espinacas, ya en la base para hornear, de manera uniforme.
- Esparce el queso cheddar restante sobre la parte superior.
- Caliéntelo en la estufa por 50 a 55 minutos, haciendo que el pastel se dore y coloque el huevo.

- Cuando esté listo, sacar y dejar enfriar de 10 a 15 minutos antes de servir.

Pizza de Coliflor con Yogurt Griego Pesto y Verduras a la Parrilla

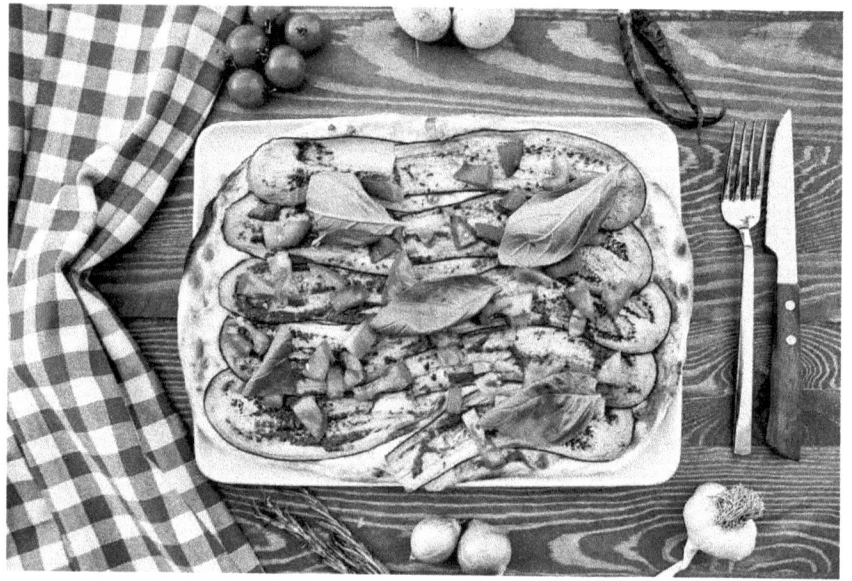

Minutos para prepararse: 20; Minutos de tiempo de cocción: 80; Porciones: 4

Datos Nutricionales :

(Calorías: 331, grasa: 16.3 g, grasa saturada: 7.6 g, colesterol: 26.5 mg, sodio: 1552.2 mg, carbohidratos: 23.7 g, fibra: 7.7 g, azúcares: 10.1 g, proteína: 27 g)

Ingredientes :

Corteza

- Coliflor (12 tazas cortadas en florecillas)
- Ajo (1 T y 1 cucharadita de picada)
- Sal (.5 cucharadita)
- Condimento italiano (1 cucharadita)
- Pimienta (1 pizca)
- Queso parmesano (1,33 tazas y 4 T ralladas y divididas)
- Huevos (2 grandes)
- Pesto
- Yogurt griego sin grasa natural (.5 taza)
- Albahaca fresca (.5 taza toscamente picada)
- Ajo (2 cucharaditas de Picada)
- Aceite de oliva (1 T)
- Sal
- Pimienta

Ingredientes de pizza

- Pequeño calabacín (1 rebanado)

- Tomates Roma (3 pulgadas cortadas por la mitad)
- Aceite de oliva (.5 T)
- Queso parmesano (.5 taza rallada)
- Albahaca fresca para usar como guarnición

Instrucciones de cocción :

- Precalentar el horno a 400 grados F.
- Cubra una bandeja de pizza con papel pergamino.
- Procese la coliflor hasta que esté en pedazos finos en un procesador de alimentos (debe verse como pequeños pedazos de arroz).
- Coloca la coliflor en un tazón grande y calienta en el microondas durante 7 minutos.
- Revuelva la coliflor, luego vuelva a calentar en el microondas por 7 minutos.
- Deje que la coliflor se enfríe durante 10 a 15 minutos, luego coloque la coliflor sobre una toalla delgada de cocina y anule el exceso de humedad. Esto ayudará a evitar que la corteza se moje.
- Vuelva a poner la coliflor en el recipiente y agregue el ajo, la sal, el condimento italiano, la pimienta y 1,33 tazas de queso parmesano.

- o Para las mediciones, vea la lista de ingredientes en "corteza" al comienzo de esta receta.
- Revuelva hasta que los ingredientes estén bien combinados.
- A continuación, agregue las claras de huevo y mezcle hasta que estén bien combinados.
- Divida la mezcla en 4 bolas y extiéndala en la bandeja para pizza. Asegúrate de dejar una cresta para la corteza.
- Coloque en el horno para hornear hasta que estén doradas. (Unos 30 minutos)
- Después de colocar la pizza en el horno, mezcle el yogur, la albahaca y el ajo en un procesador de alimentos.Procese la mezcla hasta que esté suave y cremosa. (Raspe los costados hacia abajo según sea necesario).
  - o Para las mediciones, consulte la lista de ingredientes de pesto al comienzo de esta receta.
- Con el procesador de alimentos todavía encendido, agregue el aceite de oliva hasta que la mezcla esté bien combinada. Luego, déjelo a un lado para más tarde.

- A continuación, precaliente la parrilla a fuego medio a alto.

- Tome un recipiente para mezclar zucchini, tomates, aceite de oliva, más una pizca de sal y pimienta.

  - Para las mediciones, vea la lista de ingredientes debajo de los ingredientes de la pizza al comienzo de esta receta.

- Ase las verduras hasta que estén carbonizadas. (2 a 3 minutos) Luego colóquelos en un plato para dejarlos a un lado para más tarde, pero mantenga su parrilla encendida.

- Después de sacar la pizza del horno, precaliente la parrilla a fuego alto durante 3 minutos.

- Tome 4 cucharadas de queso parmesano y espolvoree sobre las pizzas.

- Ase las pizzas por dos o tres minutos, derritiendo el queso hasta dorarlo.

- Agregue su pesto y verduras a la parrilla sobre las pizzas y espolvoree con el queso restante.

- Ase las pizzas hasta que el queso se derrita.

Gyro de Albóndiga Griegas Turcas con Tzatziki

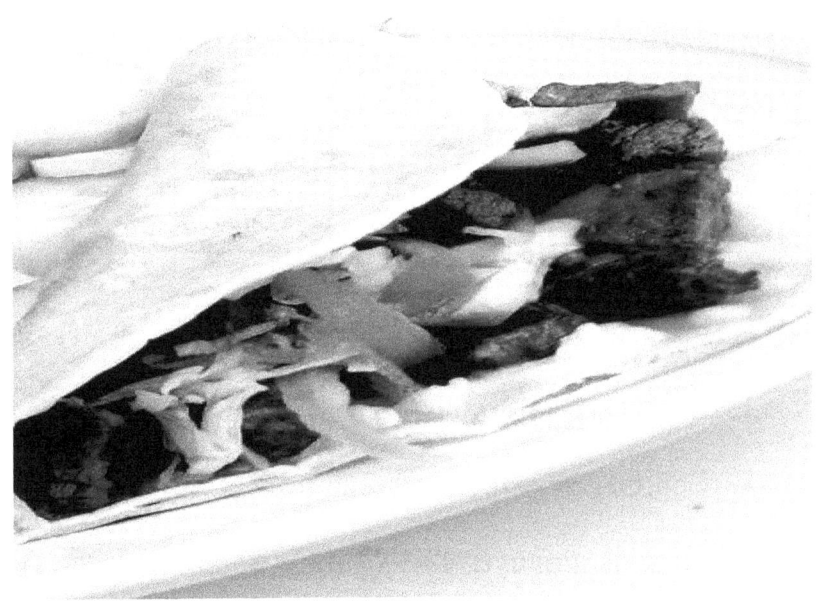

Minutos para prepararse: 10; Minutos de tiempo de cocción: 16; Porciones: 4

Datos Nutricionales :

(Calorías: 429, Grasa: 19 g, Grasa saturada: 3g, Colesterol: 91 mg, Sodio: 630 mg, Hidratos de carbono: 38 g, Fibra: 3 g, Azúcares: 4 g, Proteína: 28 g)

Ingredientes :

albóndigas

- Turquía molida (1 libra)
- Cebolla roja (.25 taza finamente picada)

- Clavos de ajo (2 picados)
- Orégano (1 cucharadita)
- Espinaca fresca (1 taza picada)
- Sal
- Pimienta
- Aceite de oliva (2 T)

salsa tzatziki

- Yogur griego simple (.5 taza)
- Pepino (.25 taza rallada); (1 taza en cubos)
- Jugo de Limón (2 T)
- Eneldo seco (.5 cucharadita)
- Polvo de ajo (.5 cucharaditas)
- Sal
- Cebolla roja (.5 taza finamente rebanada)
- Tomate (1 taza en cubos)
- Flatbread de trigo integral (4)

Instrucciones de cocción :

- En un tazón grande, agregue el pavo molida, la cebolla roja cortada en cuadritos, el ajo picado, el orégano, la espinaca fresca, una pizca de sal y pimienta y mezcle los ingredientes con las manos.

- Continúa mezclando hasta que la carne forme una bola y se una.
- De esta mezcla, haz bolas de una pulgada.
- Cocine a temperatura moderada a alta.
- Agregue el aceite de oliva y luego las albóndigas.
- Cocine las albóndigas en cada lado durante 3 a 4 minutos dorando por todos lados.
- Saca las albóndigas y ponlas a un lado.
- En un tazón pequeño, agregue el yogur, el pepino rallado, el jugo de limón, el eneldo, el ajo en polvo y la sal al gusto.
- Mezcle los ingredientes juntos.
- Finalmente, ensamble los giroscopios tomando un pan plano y agregando 3 albóndigas, cebolla roja en rodajas, tomate y pepino. Cubra con salsa.

Ensalada de Arroz Mediterráneo

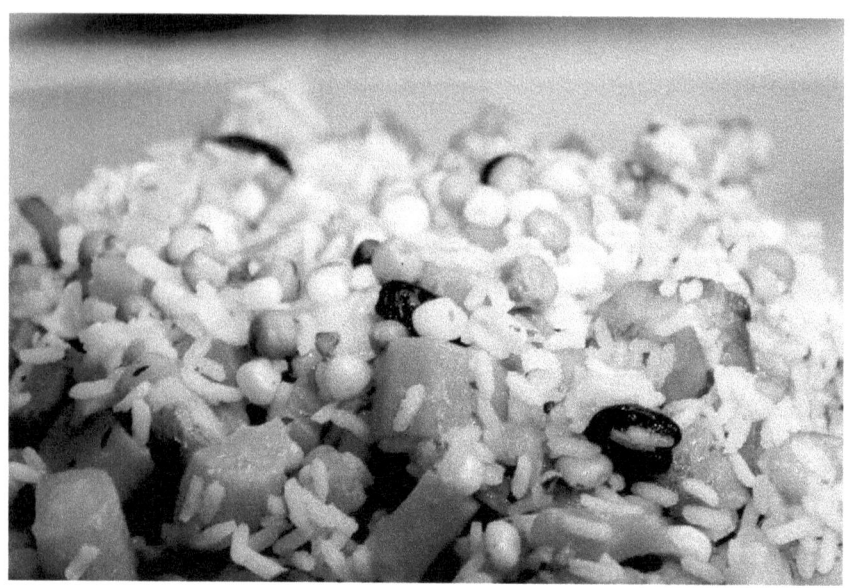

Minutos para prepararse: 25 + enfriamiento; Minutos de tiempo de cocción: 30; Porciones: 6

Datos Nutricionales :

(Calorías: 214, Grasa: 9 g, Grasa saturada: 1 g, Sodio: 623 mg, Hidratos de carbono: 30 g, Proteína: 3 g)

Ingredientes :

- Arroz de grano largo (1 taza)
- Dientes de ajo (3 finamente picados)
- Sal (1.25 tazas)
- Agua (2 tazas)
- Aceite de oliva (3 T)

- Pimiento rojo (uno picado)
- Calabacín (un corte en cuartos luego cruzado en rebanadas gruesas de .5 pulgadas)
- Aceitunas Kalamata (.33 taza sin hueso y picada gruesa)
- Jugo de Limón (2 T)
- Cebolla roja (una picada)

Instrucciones de cocción :

- Ponga el agua a hervir en una sartén de 2 cuartos a fuego alto.
- Mezcle en arroz, ajo y .5 cucharaditas de sal.
- Baje la temperatura.
- Selle y cocine a fuego lento la mezcla durante 17 minutos, dejando que el arroz se suavice.
- En otra sartén, caliente una cucharada de aceite a temperatura moderada.
- Combine la cebolla y cocine durante 2 minutos.
- Combine la pimienta, el calabacín y .25 cucharaditas de sal en la sartén.
- Cocine por 4 minutos, haciendo las verduras tiernas y crujientes.

- Revuelva esporádicamente.
- Ahora, prepara el aderezo.
- Mezcle el jugo de limón, el aceite de oliva restante y la sal restante en un bol con un batidor.
- Mezclar bien.
- Agregue el arroz, las verduras y las aceitunas al bol.
- Revuelve todo junto.
- Comience a enfriar a temperatura ambiente y sirva.
- Esto también se puede servir frío.

Impresionante Ensalada Griega

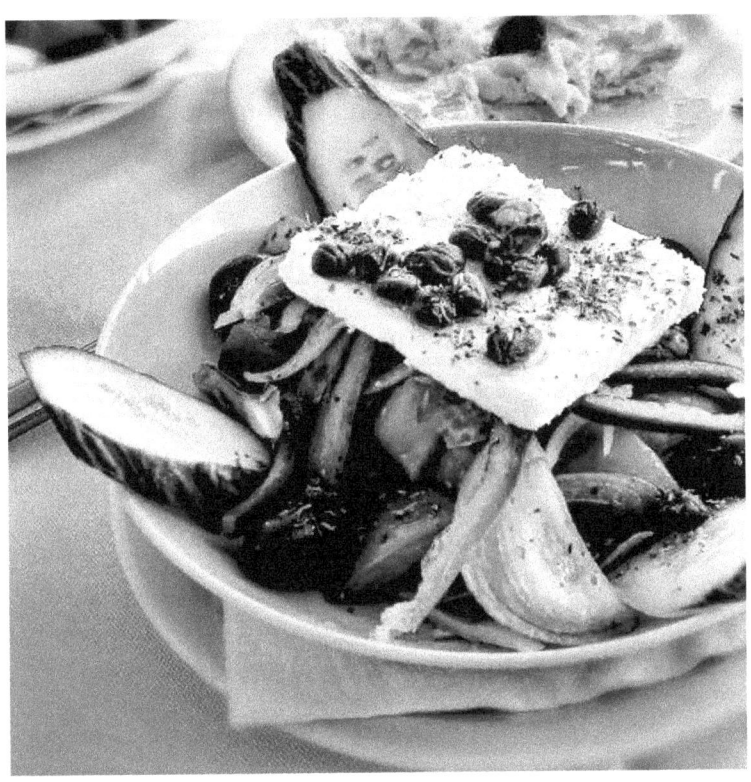

Minutos para prepararse: 15; Minutos de tiempo de cocción: 20; Porciones: 2

Datos Nutricionales :

(Calorías: 265, Grasa: 22.4g, Grasa saturada: 6g, Colesterol: 22mg, Sodio: 538mg, Carbohidratos: 14.1g, Fibra: 5g, Azúcares: 6g, Proteína: 6g)

Ingredientes :

- Arroz de grano largo (2 tazas cocidas)

- Nueces (.5 tazas aplastadas)
- Tomates de uva (10 a la mitad)
- Pepino (1 pelado y cortado en tamaños de mordida)
- Cebolla roja (1 rebanada delgada)
- Aceite de oliva extra virgen (2 T's)
- Queso Feta (3 T's desmenuzado)
- Huevos (2 fritos)
- Orégano seco (1 cucharadita)
- Sal marina
- Pimienta negra molida fresca
- Pimienta negra agrietada

Instrucciones de cocción :

- Agregue el arroz cocido y las nueces en un tazón mediano y mezcle.
- Sazonar con sal y pimienta molida.
- Dejar de lado.
- Agregue los tomates, el pepino, la cebolla roja, el aceite de oliva y las rebanadas de queso en un tazón grande. Mezcle ligeramente.

- Cuando sirva, coloque el arroz en un plato y luego agregue la mezcla de ensalada encima.
- Combinación de temporada con orégano, sal, pimienta agrietada y un chorrito de aceite de oliva.

Ensalada de Frijoles con Vinagreta Balsámica

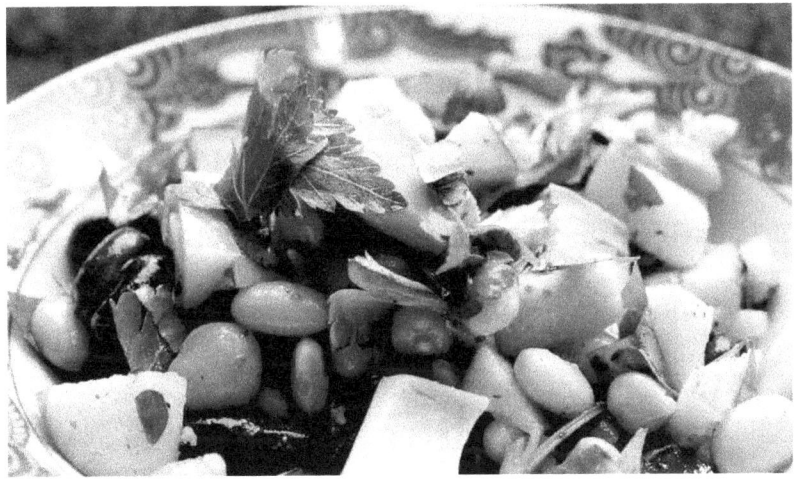

Minutos para prepararse: 10; Minutos de tiempo de cocción: 5; Porciones: 6

Datos Nutricionales :

(Calorías: 218, Grasa: 0g, Grasa saturada: 1g, Colesterol: 0 mg, Sodio: 170 mg, Carbohidratos: 25 g, Fibra: 6 g, Proteína: 7 g)

Ingredientes :

- Frijoles garbanzo (1 lata, enjuagado y escurrido)
- Vinagre balsámico (2 T)
- Aceite de oliva virgen extra (.25 taza)
- Perejil fresco (.33 taza picada)
- Dientes de ajo (4 picadas finas)
- Cebolla roja (1 en cubos)
- Hojas de lechuga (6)
- Apio (.5 taza finamente picada)
- Pimienta negra molida (para sabor)

Instrucciones de cocción :

- Comience preparando la vinagreta.
- Batir el vinagre balsámico, el perejil, el ajo y la pimienta en un tazón pequeño.
- Agregue suavemente aceite de oliva a la mezcla mientras bate, luego reserve.
- Agregue los frijoles y la cebolla en un tazón grande.
- Vierta aderezo de vinagreta balsámica en la parte superior.
- Mezcle suavemente.

- Cubra y coloque en un refrigerador hasta que se sirva.
- Al servir, coloque una hoja de lechuga en el plato y luego agregue la mezcla de ensalada.
- Adorne con apio picado.
- Para distribuir, ponga 1 hoja de lechuga en cada plato.
- Divida la ensalada entre los platos individuales y decore con apio picado.
- Servir inmediatamente.

Pimiento Rojo Asado con Ensalada y Rebanadas de Queso

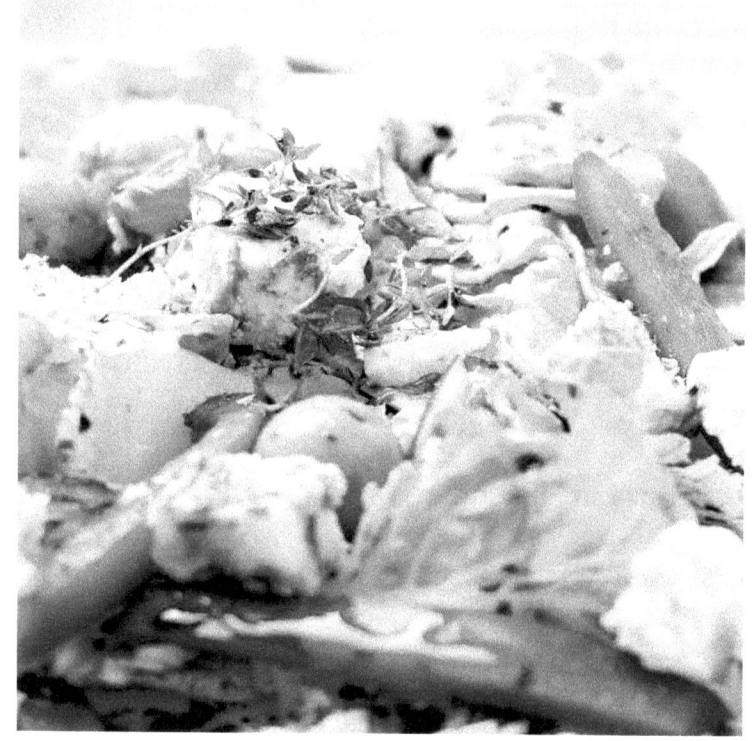

Minutos para prepararse: 10; Minutos de tiempo de cocción: 5; Porciones: 4

Datos Nutricionales :

(Calorías: 77, Grasa: 5 g, Grasa saturada: 0,5 g, Colesterol: 1 mg, Sodio: 180 mg, Azúcar: 3 g, Hidratos de carbono: 6 g, Fibra: 1,5 g, Proteína: 2 g)

Ingredientes :

- Pimientos rojos asados (2 divididos por la mitad y cortados en tiras)
- Queso feta sin grasa (.25 taza)
- Aderezo de queso azul sin grasa (2 T's)
- Aceite de oliva (4 cucharaditas)
- Pimienta negra molida fresca (al gusto)
- Albahaca (2 T's picadas + 4 hojas pequeñas)

Instrucciones de cocción :

- Mezcle el queso feta y el aderezo de queso azul en un tazón pequeño.
- Divida los pimientos rojos de manera uniforme en platos para servir.
- Cubra cada uno con una cucharadita de aceite de oliva, T de feta y la mezcla de queso azul.
- A continuación, agregue pimienta negra y media cucharada de albahaca picada en la parte superior.
- Adornar con una hoja de albahaca.

Servir a temperatura ambiente

Col Rizada cocida con Tomates Cherry

Minutos para preparar: 10, minutos de tiempo de cocción: 20, Porciones: 6

Datos Nutricionales :

(Calorías: 70, Grasa: 2 g, Grasa saturada: 0.5 g, Colesterol: 0 mg, Sodio: 133 mg, Azúcar: 3 g, Hidratos de carbono: 9 g, Fibra: 3 g, Proteína: 4 g)

Ingredientes :

- Col rizada (1 libra con tallos eliminados y toscamente picados)
- Tomates Cherry (One Cup Half)
- Aceite de oliva extra virgen (2 cucharaditas)
- Dientes de ajo (4 en rodajas finas)
- Stock de vegetales (.5 taza)
- Jugo de limón fresco (1 T)
- Sal (.25 cucharadita)
- Pimienta negra molida fresca (.125 cucharadita)

Instrucciones de cocción :

- Caliente el aceite de oliva en una sartén grande a fuego moderado.

- Agregue el ajo salteado durante uno o dos minutos hasta que esté ligeramente dorado.
- Mezcle la col y el caldo de verduras con el ajo.
- Cubra y reinicie el fuego de medio a bajo.
- Deje cocinar hasta que la col rizada se marchite, y se haya disuelto parte del caldo de verduras. Esto debería demorar unos 5 minutos.
- A continuación, agregue los tomates.
- Cocine sin tapa hasta que la col rizada esté tierna.
- Quitar del calor.
- Incluye jugo de limón, sal, pimienta. Servir.

Tomate en Trozitos

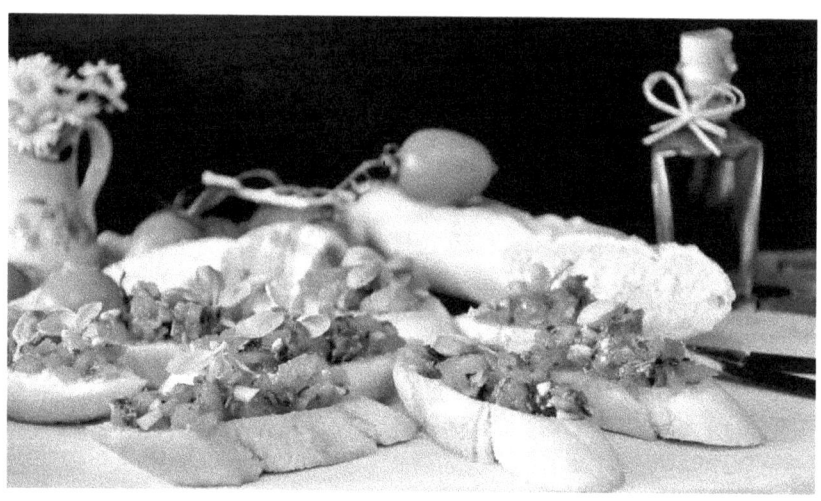

Minutos para prepararse: 5; Minutos de tiempo de cocción: 30; Porciones: 4

Datos Nutricionales :

(Calorías: 107, Grasa: 3,5 g, Grasa saturada: 0,6 g, Colesterol: ninguno, Sodio: 176 mg, Hidratos de carbono: 16 g, Fibra: 1 g, Proteína: 3 g)

Ingredientes :

- Pan campesino italiano crujiente (0,25 libras cortadas en 4 rebanadas y tostadas)
- Tomates de ciruela (4 picados)
- Albahaca fresca (.25 taza picada)
- Aceite de oliva (2 cucharaditas)

- Garlic Clove (1 picada)
- Pimienta molida fresca

Instrucciones de cocina:

- En un tazón mediano, agregue los tomates, la albahaca, el aceite, el ajo y la pimienta. Mezcla.
- Deje que la mezcla repose durante 30 minutos.
- Pan tostado si aún no lo ha hecho.
- Luego agrega la mezcla de tomate a cada pieza.
- Servir a temperatura ambiente

Calzone de Vegetal y Ajo

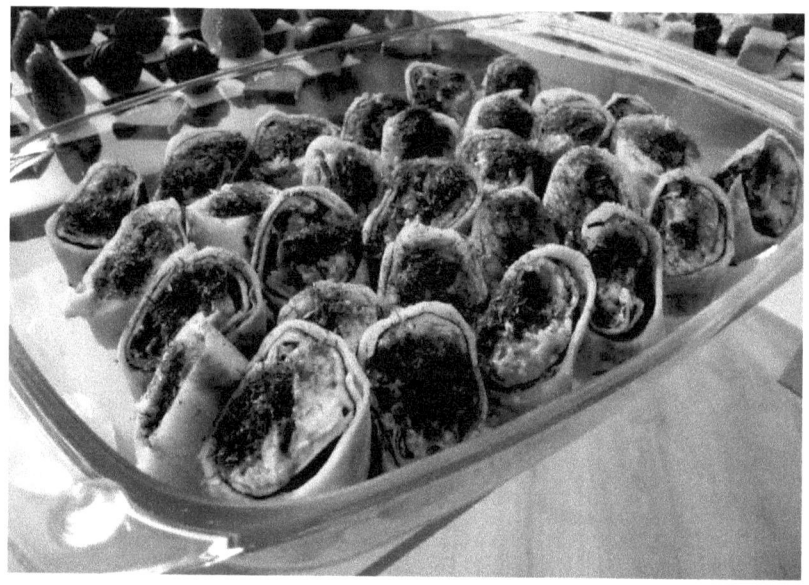

Minutos para preparar: 10, minutos de tiempo de cocción: 25, Porciones: 4

Datos Nutricionales :

(Calorías: 264, grasa: 8 g, grasa saturada: 2 g, colesterol: 8 mg, sodio: 590 mg, carbohidratos: 36 g, fibra: 4 g, proteína: 12 g)

Ingredientes :

- Pan de masa de pan de trigo entero congelado (.5 libra)
- Salsa de pizza (.67 taza)

- Mozzarella parcialmente desmenuzada triturada (.5 taza)
- Tomate mediano (1 rebanado)
- Aceite de oliva (2 cucharaditas divididas)
- Ajo (2 T's picadas)
- Champiñones (.5 taza en rodajas)
- Brócoli (.5 taza picada)
- Espinaca (.5 taza picada)
- Tallos de espárragos (3 cortados en trozos de 1 pulgada)

Instrucciones de cocción :

- Precalentar el horno a 400 ° F.
- Engrase ligeramente la bandeja para hornear con aceite en aerosol.
- Agregue los espárragos, las espinacas, el brócoli, los champiñones y el ajo en un tazón mediano.
- Trickle verduras con 1 cucharadita de aceite de oliva y mezclar.
- Caliente una sartén sobre la estufa a fuego moderado a alto.

- Incluya las verduras en la sartén durante cuatro o cinco minutos.
- Revuelva con frecuencia.
- Retire las verduras del fuego y colóquelas a un lado.
- Luego, crea una superficie enharinada y corta la masa de pan en cuartos.
- Convierta cada trozo de masa en un círculo tomando un rodillo y enrollándolo en óvalos.
- Tome y agregue .25 de las verduras, .25 de las rodajas de tomate y 2 T del queso a un lado de la masa.
- Doble el otro lado sobre la mezcla después de frotar un dedo húmedo a lo largo de los bordes con el relleno.
- Una vez doblado, presione los bordes juntos.
- Luego enrolle los bordes y presione con un tenedor.
- Repite los últimos cinco pasos para cada pieza de masa.
- Cepille cada calzone con aceite de oliva.
- Calienta durante 10 minutos o hasta que el calzone se vuelva dorado.
- Caliente la salsa de pizza en la estufa a fuego medio.

- Para servir, coloque el calzone en un plato con 2.5 cucharadas de salsa en el lado o encima de calzone.

Ensalada de Pasta Mediterránea

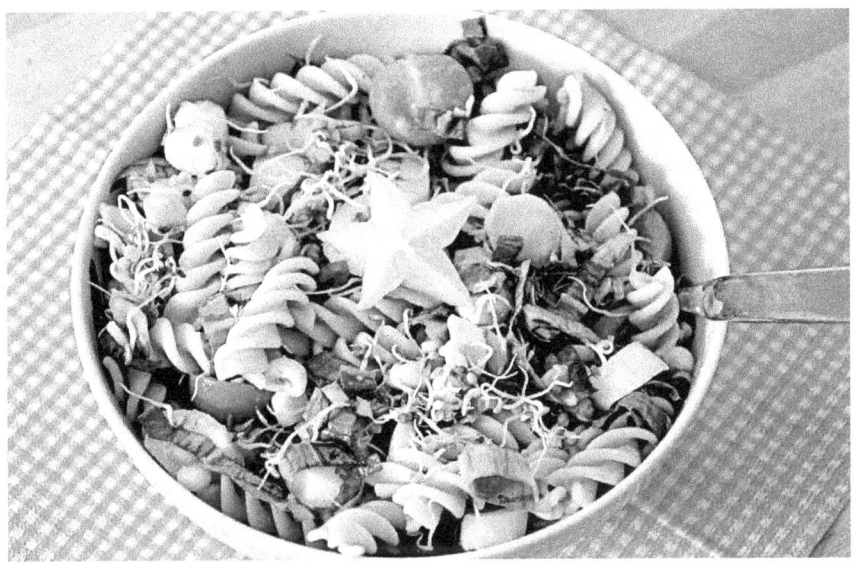

Minutos para prepararse: 10; Minutos de tiempo de cocción: 240; Porciones: 10

Datos Nutricionales :

(Calorías: 340, grasa: 13.6 g, grasa saturada: 4 g, colesterol: 17 mg, sodio: 472 mg, carbohidratos: 44.2 g, fibra: 2.5 g, azúcares: 3 g, proteína: 10.3 g)

Ingredientes :

- Pasta Rotini (1 libra)

- Pepino grande (1 en cubos)
- Tomates de uva (1 pinta en rodajas en mitades)
- Cebolla roja (.5 en cubos)
- Aceitunas Kalamata (1 taza deshuesada y toscamente picada)
- Queso feta (1.5 tazas desmenuzadas)
- Salami (5 onzas rebanadas y descuartizadas)
- Clavos de ajo (2 finamente picados)
- Vinagre balsámico (.125 taza)
- Aceite de oliva (Copa .33)
- Azúcar granulado (1 T)
- Sal Kosher (1 cucharadita)
- Pimienta negra (.5 cucharaditas)
- Aceitunas verdes (1 taza picada y picada gruesa)

Instrucciones de cocción :

- Cocine la pasta siguiendo las instrucciones en la caja.
- Escurra la pasta y colóquela en un tazón grande.
- Agregue el pepino, los tomates, la cebolla roja, las aceitunas (ambos tipos), el queso feta y el salami.

- En otro recipiente, mezcle el aceite de oliva, el ajo, el vinagre balsámico, el azúcar, la sal y la pimienta.
- Ponga la mezcla sobre la pasta y las verduras y luego mezcle bien.
- Deje reposar en el refrigerador durante 4 horas y luego sirva frío.

Pimientos Rellenos Mediterráneos

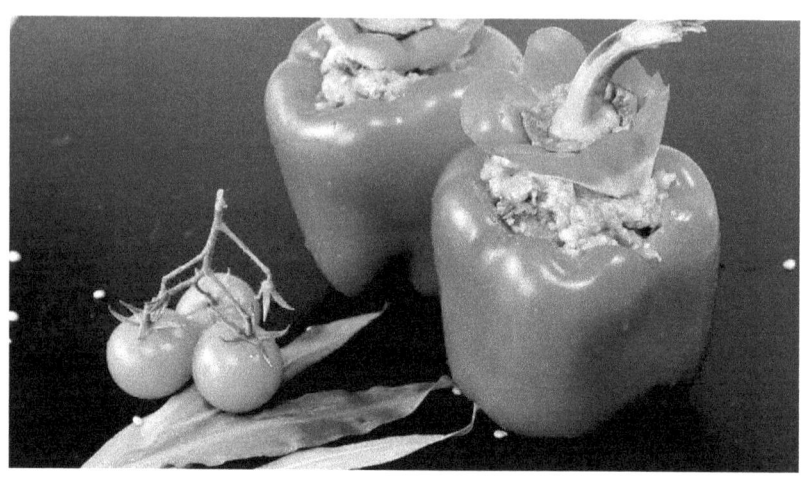

Minutos para prepararse: 15; Minutos de tiempo de cocción: 50; Porciones: 4 a 6

Datos Nutricionales :

(Calorías: 509, grasa: 22.8 g, grasa saturada: 14 g, colesterol: 55 mg, sodio: 0,20 mg; carbohidratos: 45,5 g; fibra: 12 g; azúcares: 5 g; proteína: 23,8 g)

Ingredientes :

- Pimientos (6 corazones)
- Carne molida (.5 libra)
- Aceite de Oliva Virgen Extra (1 T)
- Cebolla amarilla pequeña (1 picada)
- sal

- Pimienta
- Pimienta de Jamaica (.5 cucharaditas)
- Polvo de ajo (.5 cucharaditas)
- Garbanzos (1 taza cocida o enlatada)
- Perejil (.5 taza picada)
- Arroz de grano corto (1 taza que se ha remojado en agua durante diez a quince minutos y se ha drenado)
- Pimentón (.5 cucharaditas caliente o dulce)
- Salsa de tomate (3 T)
- Agua (1.25 tazas)
- Caldo de pollo (.75 taza)

Instrucciones de cocción :

- Calentar el aceite en una olla de tamaño mediano.
- Saltee las cebollas en aceite hasta que estén doradas.
- Agregue la carne, cocinando a temperatura moderada a alta, revolviendo esporádicamente hasta que la carne se vuelva de color marrón oscuro.
- Sabor la carne con sal, pimienta, pimienta de Jamaica y ajo en polvo.

- Agregue los garbanzos.
- Cocine por un corto tiempo.
- A continuación, agregue el perejil, el arroz, el pimentón y la salsa de tomate.
- Agregue agua y hiérvala hasta que el agua se haya reducido a la mitad.
- Baje el fuego
- Selle la olla cocinando de quince a veinte minutos hasta que el arroz esté completamente cocido.
- Ase los pimientos a fuego medio o alto durante 10 a 15 minutos mientras espera que se cocine el arroz. Convierta los pimientos de vez en cuando, para que todos los lados estén cocidos.
- Retire los pimientos de la parrilla.
- Deja enfriar.
- Precalentar el horno a 350 ° Fahrenheit.
- Ensamble los pimientos colocando la mezcla de arroz en la parte superior y colóquelos en una fuente para hornear llena del caldo.
- Cubra la fuente para hornear con papel de aluminio y colóquela en la estufa.
- Cocine de veinte a treinta minutos.

- Una vez retirado del horno, adornar con perejil. (Opcional)

Garbanzo y Vegetales al Curry con Coco

Minutos para prepararse: 10; Minutos de tiempo de cocción: 30; Porciones: 4

Datos Nutricionales :

(Calorías: 665, Grasa: 31 g, Carbohidratos: 80 g, Azúcares: 17 g, Proteína: 26 g)

Ingredientes :

- Garbanzos (uno 28 onzas puede cocinarse)
- Aceite de Oliva Virgen Extra (1 T)
- Leche de coco (una lata de 14 onzas)
- Cebolla roja (1 rebanada delgada)
- Jengibre fresco (1 T picada)
- Dientes de ajo (3 picados)
- Coliflor (1 cabeza cortada en florecillas del tamaño de un bocado)
- Polvo de chile (2 cucharaditas)
- Coriandro molido (1 cucharadita)

- Pasta de curry rojo (3 T)
- Lima (1 a la mitad)
- Guisantes (1.5 tazas)
- sal
- Pimienta negro
- Cilantro (.25 taza picada)
- Scallions (4 en rodajas finas)
- Arroz blanco cocido al vapor (según las instrucciones en la caja) Opcional

Instrucciones de cocción :

- Caliente el aceite de oliva en una olla grande a fuego moderado a alto.
- Agregue la cebolla y el pimiento al aceite .Saltear de 4 a 5 minutos o hasta que estén tiernos.
- A continuación, mezcle el jengibre y el ajo salteados durante aproximadamente 1 minuto o hasta que estén fragantes.
- A continuación, combine la coliflor.
- Agregue el chile en polvo, el cilantro y la pasta de curry rojo.

- Cocine por un minuto o hasta que la mezcla se oscurezca un poco.
- Agregue la leche de coco.
- Llevar a ebullición a una temperatura de moderada a baja.
- Pote de foca
- Cocine de ocho a diez minutos hasta que la coliflor se vuelva tierna.
- Retire la tapa.
- Exprime el jugo de lima en el curry y revuelve bien para combinar.
- Agregue garbanzos y guisantes.
- Sabor con sal y pimienta.
- Lleva la mezcla a fuego lento.
- Sirve con arroz.
- Adorne porciones individuales con cilantro (1 T) y cebollín (1 T).

Risotto de Tomate Asado y Cebada

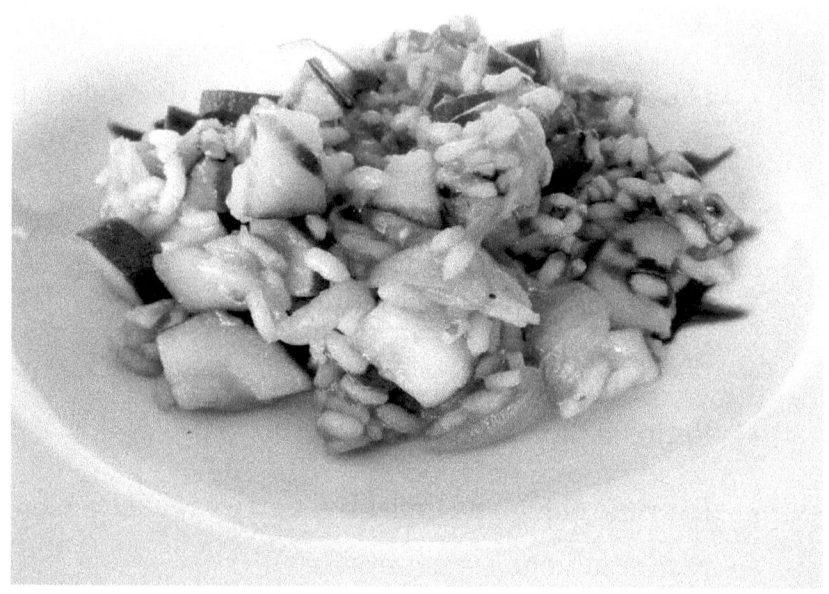

Minutos para prepararse: 20; Minutos de tiempo de cocción: 75 a 90; Porciones: 8

Datos Nutricionales :

(Calorías: 252, grasa: 6 g, grasa saturada: 2 g, colesterol: 10 mg, sodio: 440 mg, carbohidratos: 45 g, fibra: 9 g, proteína: 9 g)

Ingredientes :

- Plum Roma Tomatoes (10 pelados y cortados en 4 cuñas)
- Aceite de Oliva Virgen Extra (2 T's)

- Sal (1 cucharadita)
- Pimienta negra molida fresca (.5 cucharaditas)
- Stock de vegetales (4 tazas)
- Agua (3 tazas)
- Cebolla roja (2 picadas)
- Vino blanco seco (.25 taza)
- Pearl Barely (2 tazas)
- Albahaca fresca (3 T)
- Tomillo fresco (1,5 T's picado)
- Queso parmesano (.5 taza)

Instrucciones de cocción :

- Precalentar el horno a 450 grados Fahrenheit.
- Coloque los tomates en la bandeja para hornear antiadherente.
- Rocíe 1 T de aceite de oliva en los tomates.
- Agregue 0,25 cucharaditas de sal y 0,25 de pimienta al aceite de oliva y mezcle ligeramente.
- Asar la mezcla hasta que los tomates se ablanden y comiencen a dorarse. Esto debería ser de 25 a 30 minutos.

- Agregue caldo de verduras y agua a una olla.
- Poner a hervir el caldo de verduras / agua.
- Baje el fuego a bajo y mantenga el caldo de verduras y el agua a fuego lento.
- Ahora agregue 1 T de aceite de oliva a una olla pesada y ponga a fuego moderado.
- Agregue las cebollas y saltee durante 2 a 3 minutos o hasta que estén suaves.
- Agregue el vino blanco y deje que se cocine hasta que la mayoría del líquido se evapore. Esto debería ser de 2 a 3 minutos.
- Agregue la cebada y cocine por un minuto mientras revuelve.
- A continuación, agregue media taza de mezcla de vegetales y agua. Deje que se cocine hasta que el líquido se evapore por completo.
- Revuelva de vez en cuando.
- Continúe agregando .5 de la mezcla madre a la cebada hasta que la cebada esté tierna. Esto llevará de 45 a 50 minutos.
- Una vez que la cebada haya terminado, retírela del fuego.

- Toma la cebada y dobla los tomates, la albahaca, el perejil, el tomillo y el queso rallado.
- Agregue la sal y la pimienta restante.
- Servir.

Rebanadas de Zucchini Helado al Limon

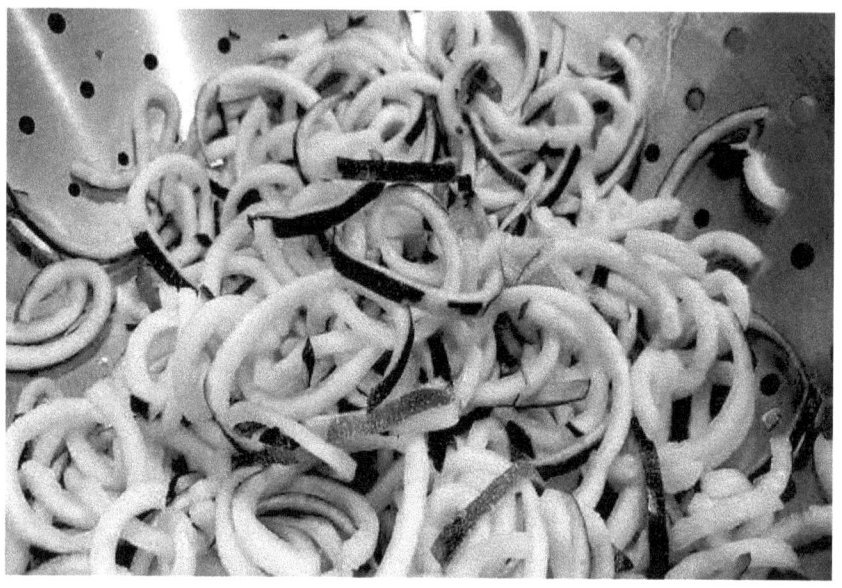

Minutos para prepararse: 5; Minutos de tiempo de cocción: 15; Porciones: 4

Datos Nutricionales :

(Calorías: 198, Grasa: 19 g, Carbohidratos: 8 g, Azúcares: 5 g, Proteína: 2 g)

Ingrediente s:

- Zucchini (3 cortados en fideos)
- Aceite de oliva (Copa .33)
- Sal
- Pimienta negra

- Mostaza Dijon (.5 cucharaditas)
- Polvo de ajo (.5 cucharaditas)
- Limón (1 Zested y Juiced)
- Rábanos (1 manojo en rodajas finas)
- Tomillo fresco (1 T picado)

Instrucciones de cocción :

- Cocine los fideos de calabacín y reserve para después.
- Combine la ralladura de limón, el jugo de limón, la mostaza Dijon junto con el ajo en polvo en un bol y látigo.
- Mientras bate, agrega el aceite de oliva gradualmente.
- Sazone con sal y pimienta negra.
- Combine fideos de calabacín, rábanos y aderezo en un tazón grande.
- Revuelva bien.
- Adorne con tomillo fresco y sirva.

Champiñones Portobello Rellenos de Quinua y Vegetales

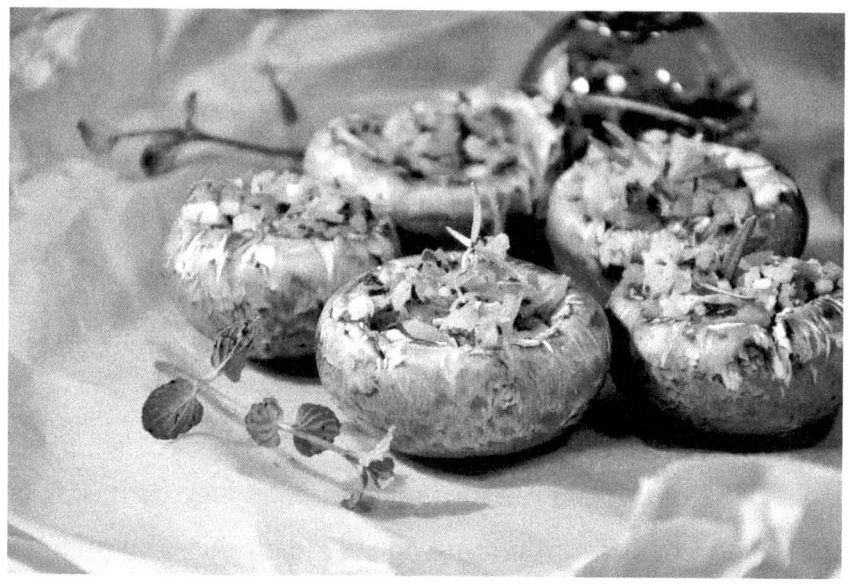

Minutos para prepararse: 5; Minutos de tiempo de cocción: 25; Porciones: 4

Tabla nutricional:

(Calorías: 239, Grasa: 8.4 g, Grasa saturada: 1 g, Sodio: 461 mg, Hidratos de carbono :, 34.7 g, Fibra: 5.7 g, Azúcares: 6 g, Proteína: 7.2 g)

Ingredientes :

Relleno

- Quinua (.5 taza sin cocer)
- Aguacate (1 cucharadita)

- Bell Pepper (1 taza en cubos)
- Aceite de aguacate (1 T)
- Papas dulces (1.5 tazas en cubos)
- Repollo rojo (1 taza picada)
- Comino molido (1 cucharadita dividida)
- Polvo de chile (1 cdita dividida)
- Sal marina (.5 cucharaditas divididas)
- Frijoles negros (.5 cocidos y escurridos)

Hongos

- Champiñones portobello (4 limpios y con tallos eliminados)
- Aceite de aguacate (1 a 2 T)
- Vinagre balsámico (2 T)
- Comino molido (.5 cucharaditas divididas)
- Polvo de chile (.25 cucharaditas divididas)
- Sal marina (.25 cucharaditas)
- Zumo de lima (1 T)

Instrucciones de cocción :

- Precalentar el horno a 400 grados Fahrenheit. Puede cocinar a la parrilla si lo prefiere.

- Sazonar un plato para hornear poco profundo con aceite y agregar champiñones, vinagre balsámico, jugo de limón, una cucharadita de comino, chile en polvo y sal marina.
- Mezcle y reserve para marinar.
- Calentar una sartén grande a fuego medio.
- Mezcle una cucharadita de agua, batatas y pimiento para saltear de tres a cinco minutos, haciendo que las verduras se ablanden.
- Coloque los vegetales en un tazón grande y déjelos a un lado.
- Ahora toma la misma sartén y ponla a fuego medio.
- Agregue los champiñones a saltear por 2 minutos en ambos lados.
- Coloque los champiñones en una bandeja para hornear o la sartén boca arriba y póngalos a un lado.
- En su tazón, agregue las verduras, quinua cocida, frijoles negros, comino restante, .5 cucharaditas de chile en polvo, .25 sal marina y jugo de lima y mezcle.
- Disperse el relleno en los champiñones de manera uniforme. Si el llenado desborda los hongos, está bien.

- Hornee por 5 minutos en el horno o hasta que los champiñones y las coberturas estén calientes y un poco marrones.

Patatas Mediterráneas al Horno

Minutos para preparar: 5, minutos de tiempo de cocción: 25, Porciones: 4

Tabla nutricional:

(Calorías: 313, Grasa: 5 g, Grasa saturada: .7g, Sodio: 82 mg, Hidratos de carbono: 60 g, Fibra: 11.7 g, Azúcares: 3.9 g, Proteína: 8.6 g)

Ingredientes :

- Patatas dulces (4 medianas)
- Garbanzos (Un 15 onza puede enjuagarse y escurrido)
- Aceite de oliva (.5 T)
- Comino (.5 cucharaditas)
- Cilantro (.5 cucharaditas)
- Canela (.5 cucharadita)
- Paprika (.5 cucharaditas)

- Sea Salt (1 pizca)
- Hummus (.25 taza)
- Jugo de limón (1 T)
- Eneldo seco fresco (2 a 3 cucharaditas)
- Dientes de ajo (3 picados)
- Leche de almendra sin azúcar

Instrucciones de cocción :

- Precaliente la estufa a 400 ° Fahrenheit.
- Cubra una bandeja grande para hornear u hoja con papel de aluminio.
- Lave las papas en el fregadero y córtelas a la mitad.
- Coloque garbanzos, aceite de oliva, comino, cilantro, pimentón y sal marina en una bandeja para hornear.
- Frote las batatas con aceite de oliva y colóquelas boca abajo sobre la mezcla de garbanzos.
- Asar en el horno durante 25 minutos o hasta que los boniatos se ablanden y los garbanzos estén dorados.
- Una vez que esta mezcla esté en el horno, prepare la salsa.

- Agregue hummus, jugo de limón, eneldo fresco y seco, ajo y leche de almendras sin azúcar y mezcle.
- Agregue agua a la leche de almendras para diluirla.
- Ajuste el condimento según sea necesario para el gusto si es necesario.
- Para servir, toma la parte superior de la batata y aplasta el interior.
- Arriba el aplastado en parte con garbanzos y salsa.

Recetas de cena

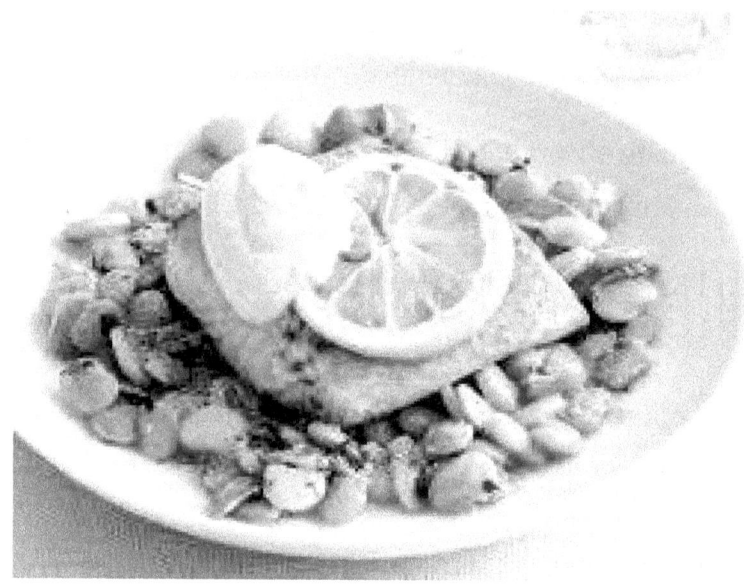

Vieiras fritas

Porciones: 4; Minutos para prepararse: 5; Minutos de tiempo de cocción: 5

Datos Nutricionales :

(Calorías: 160, Grasa: 8g, Colesterol: 168 mg, Sodio: 473 mg, Hidratos de carbono: 3 g, Proteína: 19 g)

Ingredientes :

- Vieiras de la bahía (1 libra)
- Limón (4 Cuñas)
- Perejil fresco (2 T's picadas)

- Aceite de oliva (2 T)
- Sal (.5 cucharadita)

Instrucciones de cocción :

- Enjuague las vieiras y luego séquelas con toallas de papel.
- Caliente el aceite de oliva en una sartén a fuego moderado a alto.
- Pon las vieiras en la sartén.
- Espolvorea con sal.
- Cocine y revuelva las vieiras durante 4 minutos, o hasta que estén opacas durante todo el tiempo.
- Agrega el perejil
- Sirva con rodajas de limón.

Cuscús de Perla Mediterránea con Verduras Picadas, Garbanzos y Alcachofas

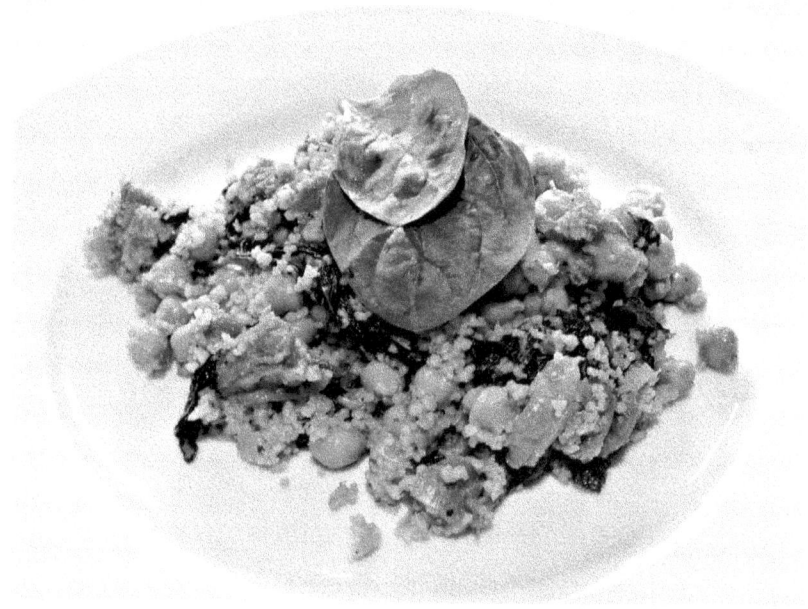

Minutos para prepararse: 15; Minutos de tiempo de cocción: 10; Porciones: 6

Datos Nutricionales :

(Calorías: 393, Grasa: 13 g, Carbohidratos: 57.6 g, Fibra: 5.9 g, Proteína: 13.1 g)

Ingredientes :

Vinagreta de limón y eneldo

- Limón (1)
- Aceite de Oliva Virgen Extra (Copa .33)

- Dill Weed (1 cucharadita)
- sal
- Pimienta

cuscús

- Cuscus de perla (2 tazas)
- Aceite de Oliva Virgen Extra (2 T's)
- Agua (3 tazas)
- Tomates de uva (2 tazas a la mitad)
- Cebolla roja (.33 taza finamente picada)
- Pepino (Fino Chop .5 de Pepino)
- Garbanzos (15 onzas de lata)
- Corazones de alcachofas (lata de 14 onzas, bastante picada)
- Aceitunas Kalamata (.5 taza sin hueso)
- Hojas frescas de albahaca (15 a 20 toscamente picadas o rasgadas)
- Mozzarella fresca para bebé (3 onzas) Opcional

Instrucciones de cocción :

- Combine los ingredientes de la vinagreta en un tazón y mezcle.
  - Para las porciones de ingredientes, mire los ingredientes debajo de lo que necesitará para preparar la vinagreta de eneldo con limón.
- Caliente el aceite de oliva en una olla mediana. * Para las porciones de ingredientes, observe los ingredientes según lo que necesitará para preparar el cuscús.
- Agregue el cuscús a la olla y saltee hasta que el color sea dorado.
- Hervir agua, agregar al cuscús y cocinar según el paquete de cuscús.
- Escurrir en un colador y luego dejar de lado para enfriar.
- Combine los tomates de uva, cebolla roja, pepino, garbanzos, corazones de alcachofas y aceitunas Kalamata en un tazón grande.
- Agregue el cuscús y la albahaca.
- Mezcle suavemente.

- Déle a la vinagreta de eneldo con limón un batidor y luego agregue a la mezcla de cuscús.
- Mezcla. Ajuste el sabor con sal según sea necesario.
- Mezcle el queso mozzarella en.
- Adorne con más albahaca.

Arroz Griego de Pollo y Limón

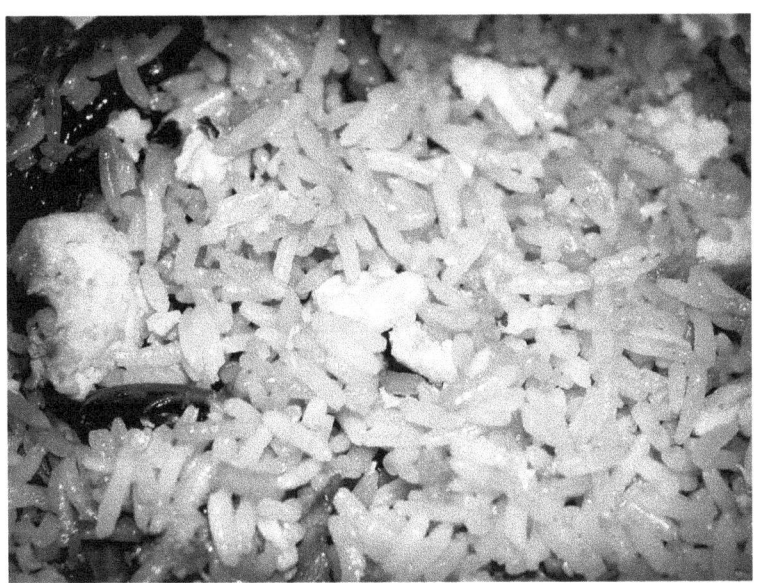

Minutos para preparar: 10, minutos de tiempo de cocción: 50, Porciones: 5

Datos Nutricionales :

(Calorías: 667, grasa: 23,4 g, grasa saturada: 5,8 g, colesterol: 224 mg, sodio: 1,408 mg, carbohidratos: 34,2 g, fibra: 1,9 g, azúcares: 1,3 g, proteína: 75,9 g)

Ingredientes :

- Muslos de pollo (5 con piel y hueso)
- Limón (1 a 2) * Tenga en cuenta que usará los limones para la ralladura y el jugo.
- Orégano seco (1 T para pollo); (1 T para arroz)
- Dientes de ajo (4 picados)
- Sal (.5 cucharaditas de pollo); (.75 cucharaditas de arroz)
- Aceite de oliva (1.5 T's Separado)
- Cebolla pequeña (1 finamente picada)
- Arroz de grano largo (1 taza)
- Caldo de pollo o caldo de pollo (1.5 tazas)
- Agua (.75 tazas)
- Pimienta negra
- Perejil picado finamente o orégano (opcional para el aderezo)

Instrucciones de cocción :

- Primero prepare el adobo mezclando cuatro T de jugo de limón, una T de orégano seco, dientes de ajo picados y .5 cucharaditas de sal.

- Coloque los ingredientes de pollo y adobo en una bolsa ziplock.
- Coloque el pollo y el adobo a un lado durante al menos 20 minutos. También puede hacer el adobo la noche anterior y dejarlo a un lado.
- Precalentar el horno a 350 grados F.
- Saque el pollo del adobo y póngalo a un lado.
- Caliente .5 T de aceite de oliva a fuego medio a alto.
- Coloque el pollo en la piel con aceite hacia abajo y cocine hasta que se dore por ambos lados.
- Una vez que esté dorado, retire el pollo del aceite.
- Retire la grasa de la sartén y caliente una cucharada de aceite de oliva a fuego medio a alto.
- Agregue la cebolla al aceite y saltee. A continuación, agregue el resto de los ingredientes necesarios restantes enumerados anteriormente junto con el adobo sobrante.
- Traiga a fuego lento.
- Cocine a fuego lento durante 30 segundos.
- Agregue el pollo en la parte superior y cubra con una tapa.

- Coloque la sartén en el horno y hornee durante 35 minutos.
- Después de 35 minutos, retire la tapa de la bandeja y hornee por otros 10 minutos o hasta que se haya absorbido todo el líquido.
- Retire del horno y deje reposar durante cinco a diez minutos antes de servir.
- Agregue una guarnición de perejil u orégano y la ralladura de limón fresco. (Opcional)

Espinacas, Rebanadas de Queso y Alcachofa Matzo Mina

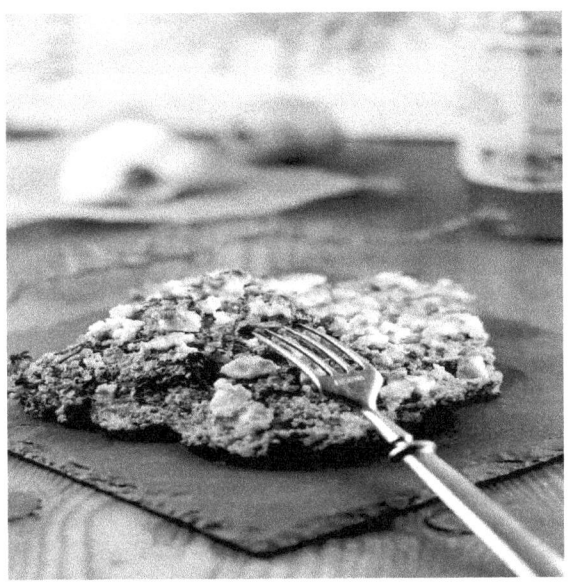

Minutos para prepararse: 30; Minutos de tiempo de cocción: 45; Tamaño de la porción: 9x9 plato para hornear

Datos Nutricionales :

(Calorías: 268, grasa: 13 g, grasa saturada: 5 g, colesterol: 86 mg, sodio: 693 mg, carbohidratos: 21 g, fibra: 1 g, azúcares: 3 g, proteína: 14 g)

Ingredientes :

- Matzo (6 hojas)
- Corazones de alcachofa simples (2 tazas)
- Queso cottage bajo en grasa (2 tazas)

- Rebanadas de Queso (8 onzas desmenuzadas)
- Espinacas frescas (5 onzas toscamente picadas)
- Huevos grandes (3 divididos)
- Cebolletas (2 picadas)
- Eneldo fresco (.25 taza picada)
- Aceite de oliva (1 T)
- Copos de pimienta roja (.5 cucharaditas machacadas)
- Sal (para el gusto según sea necesario)

Instrucciones de cocción :

- Precalentar el horno a 350 ° F.
- Engrase un plato cuadrado para hornear de 9x9.
- Sofría los corazones de alcachofas con aceite de oliva a fuego medio a alto hasta que estén dorados. * Nota: si los corazones de alcachofa están enteros, divídalos a la mitad antes de saltearlos.
- Retire las alcachofas del fuego y reserve para después.
- Mezcle el queso cottage, las espinacas, las cebolletas, el eneldo, la ralladura de limón y los pimientos rojos triturados en un tazón grande.

- Mientras se mezcla, agregue el queso feta lentamente. Pruebe el sabor a medida que avanza hasta que el relleno esté cremoso y sabroso con un toque de sal y sabor.
- Una vez que el sabor tenga un sabor equilibrado, bata dos huevos, revolviendo hasta que se combinen.
- A continuación, coloque cada hoja de matzo en un plato de agua para ablandar. Asegúrate de que no se vuelva blanda.
- Una vez que el matzo esté suave, coloque cada hoja en un paño de cocina por 5 minutos. Después de 5 minutos, asegúrese de que el matzo sea flexible. Si el matzo no se dobla, sumérgelo un poco más en el agua y repite este paso.
- Finalmente, comience a colocar capas de su plato cuadrado para hornear de 9x9 como lo haría con una lasaña.Agregue el matzo, luego el relleno de queso y finalmente los corazones de alcachofa.
- Hornee de 4 a 5 minutos hasta que la capa superior se ponga dorada.
- Sirve caliente.

Salmón Mediterraneo en Especias con Quinua y Vegetales

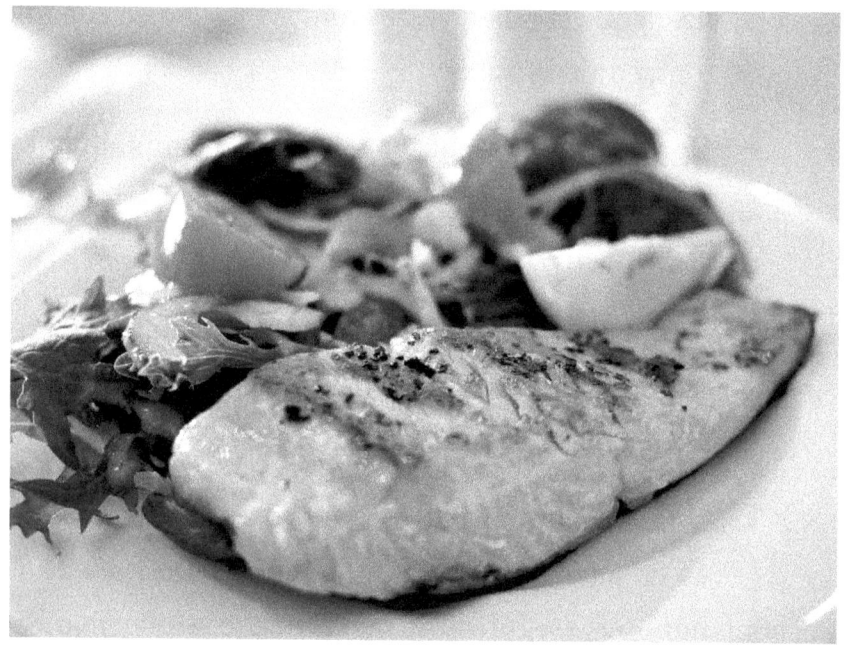

Minutos para prepararse: 10; Minutos de tiempo de cocción: 20; Porciones: 4

Datos Nutricionales :

(Calorías: 222, Grasa: 4 g, Grasa saturada: 0.1 g, Colesterol: 70 mg, Sodio: 753 mg, Hidratos de carbono: 16 g, Fibra: 3 g, Azúcares: 2 g, Proteína: 32 g)

Ingredientes :

Quinoa

- Quinua (1 taza sin cocer)

- Sal Kosher (.5 cucharaditas)
- Pepino (.75 taza en cubos y semillas)
- Tomates cherry (1 taza en rodajas por la mitad)
- Cebolla roja (.25 taza finamente picada)
- Hojas de albahaca (4 en rodajas finas)
- Limón (1)
- Agua (2 tazas)

Salmón

- Filetes de salmón (4 piezas igualmente 5 onzas)
- Sal Kosher (.5 cucharaditas)
- Pimienta negra (.25 cucharadita)
- Comino (1 cucharadita)
- Paprika (.5 cucharaditas)
- Limón (8 Cuñas)
- Perejil (.25 taza recién picada)

Instrucciones de cocción :

- Agregue la quinua, el agua y la sal a un recipiente y deje hervir. * Para las porciones de ingredientes, observe los ingredientes según lo que necesitará para preparar la quinua.

- Una vez que lo lleva a ebullición, selle la olla con tapa, baje el fuego y deje cocer a fuego lento.
- Cocine por veinte minutos hasta que la quinua esté liviana y esponjosa.
- Apaga el fuego.
- Deje reposar durante cinco minutos y luego agregue los pepinos, los tomates, las cebollas, la albahaca y la ralladura de limón.
  - Nuevamente, para las porciones de ingredientes, mire los ingredientes bajo los cuales necesitará preparar la quinua.
- Luego, toma un tazón pequeño y mezcla la sal, la pimienta, el comino y el pimentón.* Para las porciones de ingredientes mira los ingredientes debajo de lo que necesitarás para preparar el salmón.
- Alinee una bandeja con papel de aluminio; engrasando ligeramente con aceite de oliva.
- Coloque los filetes en la sartén y distribuya uniformemente la mezcla desde el tazón pequeño sobre cada pieza. Esto debería ser aproximadamente .5 cucharadita
- Coloque cuñas de limón en el borde de la sartén.

- Coloque su bandeja sobre la tercera parrilla del horno inferior y ase a fuego alto durante 8 a 10 minutos o hasta que el salmón esté cocido .Podrá saber si está cocinado si el salmón se desmenuza fácilmente con un tenedor.
- Espolvorear con perejil y servir con rodajas de limón y quinua.

Una Porcion de Bacalao Mediterráneo

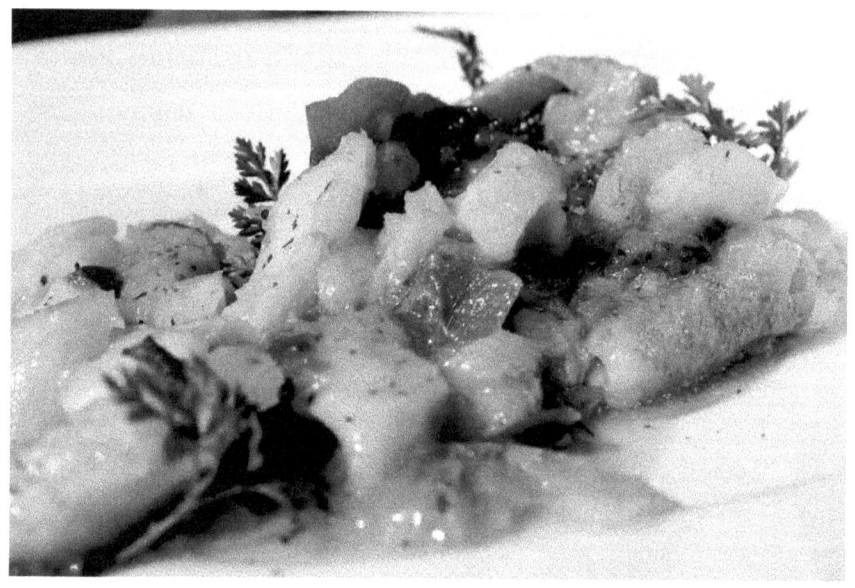

Minutos para prepararse: 5; Minutos de tiempo de cocción: 30; Porciones: 4

Datos Nutricionales :

(Calorías: 257, Grasa: 13 g, Grasa saturada: 1 g, Colesterol: 48 mg, Sodio: 700 mg, Carbohidratos: 12 g, Fibra: 3 g, Azúcares: 2 g, Proteína: 23 g)

Ingredientes :

- Bacalao (1 libra cortado en 4 porciones)
- Aceite de oliva (2 T)
- Cebolla pequeña (1 rebanada)
- Hinojo (2 tazas en rodajas)

- Semillas de hinojo (.25 cucharaditas) Opcional
- Grandes dientes de ajo (3 picados)
- Tomate fresco (1 taza en cubos)
- Tomate enlatado (1 en cubos)
- Col rizada (2 tazas desmenuzadas)
- Agua (.5 taza)
- Pimiento rojo (1 pizca aplastada)
- Orégano fresco (2 cucharaditas)
- Aceitunas negras curadas al aceite (1 taza)
- Sal (.125 cucharadita)
- Pimienta negra (.25 cucharadita)
- Zarza naranja (1 cucharadita)

Instrucciones de cocción :

- Combina la cebolla, el hinojo y el ajo en aceite de oliva en una sartén grande. Cocine ocho minutos saborizante con sal y pimienta.
- Agregue el tomate enlatado, el tomate fresco, la col rizada y el agua. Revuelva y cocine durante 12 minutos.

- Agregue la pimienta roja machacada, el orégano y las aceitunas.

- A continuación, prepare el pescado al aderezo con sal, pimienta, ralladura de naranja y semillas de hinojo.

- Agregue el pescado a la mezcla de guisado de tomate de col rizada.

- Selle la sartén y cocine durante diez minutos.

- Una vez cocinado, retíralo del fuego. Adorne con hojas de hinojo, orégano fresco, ralladura de naranja y un chorrito de aceite de oliva y sirva.

Camarón Griego y Bandeja de Farro

Minutos para prepararse: 10; Minutos de tiempo de cocción: 20; Porciones: 4

Tabla nutricional:

(Calorías: 428, Grasa: 13.5g, Grasa saturada: 2g, Colesterol: 174mg, Sodio: 540mg, Carbohidratos: 45g, Fibra: 6g, Azúcares: 6g, Proteína: 34g

Ingredientes :

- Camarones (1 libra pelado y desvenado)
- Farro seco (1 taza)
- Aceite de Oliva Virgen Extra (3 T's)
- Clavos de ajo (2 picados)
- Limón (1 Juiced)
- Eneldo fresco (2 cucharaditas picadas)
- Orégano fresco (1 T picado)
- Pimentón ahumado (.5 cucharaditas)
- Sal marina (.5 cucharaditas)
- Pimienta negra (.25 cucharadita)
- Pimientos (2 rebanadas gruesas)
- Calabacín (2 tamaños medianos en rodajas)

- Tomates cherry (1 pinta a la mitad)
- Aceitunas verdes / negras (.25 Cup Thinly Sliced)
- 2% de grasa reducida de yogur griego normal (4 T)

Instrucciones de cocción :

- Combine el aceite de oliva, ajo, limón, eneldo, orégano, pimentón, sal y pimienta en un tazón.
- Escurra .75 de la mezcla sobre el camarón.
- Mezcle y deje reposar 10 minutos.
- Cocine el farro en agua o caldo de acuerdo con las instrucciones que se encuentran en el paquete.
- Caliente la sartén a fuego moderado y luego agregue el camarón.
- Cocine por dos o tres minutos hasta que ningún lado esté rosado.
- Saca los camarones de la sartén.
- Mezcle las verduras en la sartén en lotes para evitar la sobrepoblación.
- Cocine cada lote de verduras de 5 a 6 minutos o hasta que estén suaves.

- Divida el farro cocido entre 4 tazones y luego cubra cada uno con camarones, verduras, aceitunas y tomates.
- Rocíe la marinada en la parte superior.
- Termine cada plato con yogur griego y jugo de limón extra. (Opcional)

Sopa de pollo limón griega

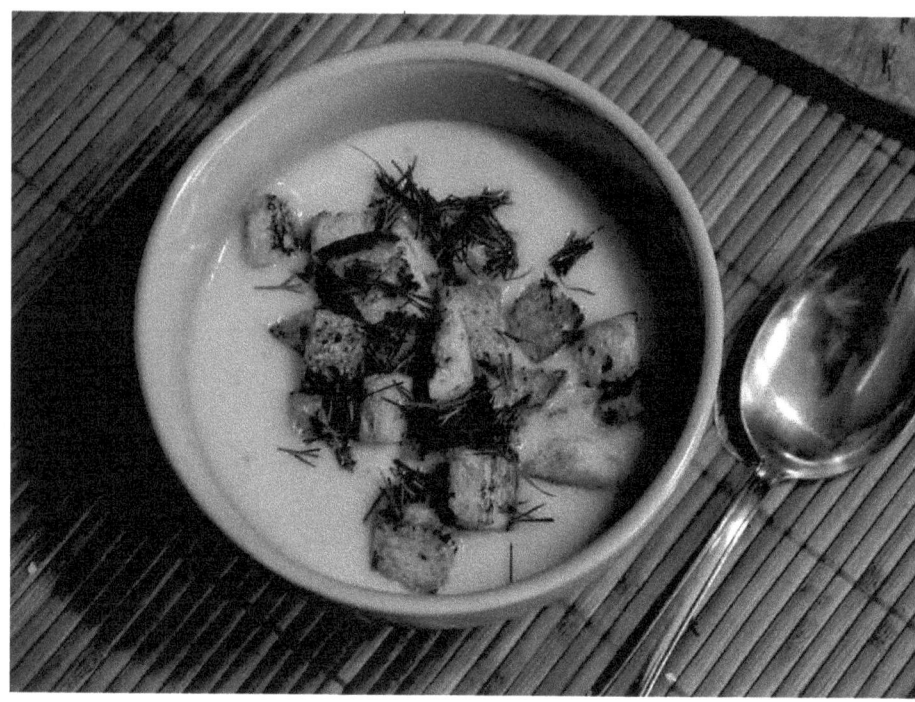

Minutos para prepararse: 10; Minutos de tiempo de cocción: 20; Porciones: 8

Datos Nutricionales :

(Calorías: 286, Grasa: 11 g, grasa saturada: 2 g, colesterol: 32 mg, sodio: 1593 mg, carbohidratos: 31 g, fibra: 2 g, azúcares: 3 g, proteína: 15 g)

Ingredientes :

- Caldo de pollo (10 tazas)
- Limón (1)

- Pechuga de pollo (2 sin hueso y sin piel)
- Cuscús (1 taza)
- Aceite de oliva (3 T)
- Dientes de ajo (8 picados)
- Cebolla dulce (1)
- Pimiento rojo (.5 cucharaditas machacadas)
- Rebanadas de Queso (2 onzas desmenuzadas)
- Cebolletas (.33 taza picada)
- Sal (1 cucharadita)
- Pimienta negra (1 cucharadita)

Instrucciones de cocción :

- Ponga el aceite de oliva en una olla de 6 a 8 cuartos y colóquelo a fuego medio a bajo.
- Piel, cuarto y corte la cebolla en tiras finas.
- Saltee la cebolla y el ajo picado durante 3 a 4 minutos en aceite de cocina para ablandarlos.
- Combine el caldo, las pechugas de pollo, la ralladura de limón y la pimienta roja molida en la olla.
- Aumente la temperatura a alta.
- Selle la olla y hierva.

- Cuando la sopa hierva, baje el fuego a medio y cocine a fuego lento durante 5 minutos.
- Una vez cocido a fuego lento, agregue el cuscús, la sal y la pimienta negra.
- Cocine por 5 minutos y luego retírelo de la estufa.
- Saca las pechugas de pollo de la olla.
- Tome un tenedor y pinzas y triture el pollo.
- Ponga el pollo nuevamente en la olla.
- Agregue queso feta y cebollín.
- Agregue sal más pimienta al sabor si es necesario.

Ensalada de Patata dulce

Minutos para prepararse: 10; Minutos de tiempo de cocción: 20; Porciones: 4

Datos Nutricionales :

(Calorías: 640, grasa: 30.1 g, grasa saturada: 16 g, sodio: 832 mg, carbohidratos: 75.6 g, fibra: 10.9 g, azúcares: 15 g, proteína: 20 g)

Ingredientes :

- Papas dulces (1.5 libras)
- Aceite de oliva (1 T)
- Cebolla amarilla (1 picada)
- Clavos de ajo (2 picados)
- Comino molido (1 cucharadita)
- Tomates asados al fuego con chiles verdes (una lata de 14.5 onzas)
- Frijoles negros (una lata de 15 onzas, drenada y enjuagada)
- Sal (1 cucharadita)
- Cilantro fresco (picado para un aderezo)
- Rebanadas de Queso (Guarnición)

Instrucciones de cocción :

- Pele y corte las puntas de las batatas, luego tome una hoja B para crear fideos espirales y colóquela a un lado.
- Caliente el aceite de oliva en una sartén a fuego moderado.
- Agregue la cebolla y saltee durante 5 minutos, suavizándolos.
- Agregue el ajo y el comino. Cocine hasta que esté fragante (generalmente 1 minuto).
- Mezcle los fideos de batata, los tomates asados al fuego, el jugo de tomate asado al fuego, los frijoles negros y la sal, revolviendo todo junto.
- Una vez que los tomates comiencen a hervir a fuego lento, baje el fuego y cubra la olla con una tapa durante 10 minutos o hasta que las batatas se ablanden.
- Retire la tapa y revuelva.
- Verifique las patatas para ver si están hechas a su gusto. Asegúrese de que no haya líquido en el fondo de la sartén .Si hay, suba el fuego y revuelva hasta que hierva a fuego lento y se disperse.
- Temporada como es preferible

- Sirva caliente con cilantro y queso encima. Opcional

Pollo al Limón con Espárragos

Minutos para prepararse: 10; Minuto de tiempo de cocción: 10; Tamaño de la porción: 4

Datos Nutricionales :

(Calorías: 530, Grasa: 33.3g, Grasa saturada: 9g, Colesterol: 97mg, Sodio: 130mg, Carbohidratos: 28.8g, Fibra: 2.8g, Azúcares: 2g, Proteína: 36.8g)

Ingredientes :

- Pechugas de pollo (1 libra deshuesada y sin piel)
- Harina (.25 Copa)
- Mantequilla (4 T's)
- Sal (.5 cucharadita)
- Pimienta (.5 cucharadita)
- Condimento de pimienta de limón (1 cucharadita)
- Limón (2 rebanadas)
- Espárragos (1 a 2 tazas picadas)
- Miel (2 T's)
- Perejil (Picado por Topping)

Instrucciones de cocción :

- Cubra el pollo en una envoltura de plástico.
- Batir el pollo hasta que cada pieza tenga un grosor de 0,75 pulgadas.
- En un recipiente aparte, agregue la harina, la sal y la pimienta.
- Cubra las pechugas de pollo en la mezcla.
- En una sartén, derrita dos cucharadas de mantequilla a fuego moderado a alto.
- Coloque las pechugas de pollo recubiertas en la sartén para saltear de 3 a 5 minutos en cada lado o hasta que estén doradas.
- Mientras cocina el pollo, espolvoree limón en cada lado.
- Una vez que el pollo esté cocido, transfiéralo a un plato.
- Usando la misma sartén agregue los espárragos picados, salteándolos hasta que estén verde brillante y tiernamente crujientes, luego retírelos de la sartén.
- Dejar de lado.

- Usando la misma sartén, agregue las rodajas de limón para caramelizar.
- Retire el limón de la sartén.
- Layer todos los ingredientes en la sartén de la siguiente manera: espárragos, pollo y rodajas de limón.
- Servir.

Pollo de Lima y Cilantro con Salsa de Aguacate

Minutos para prepararse: 15; Minutos de tiempo de cocción: 12; Porciones: 4

Datos Nutricionales :

(Calorías: 373, grasa: 29 g, colesterol: 33 mg, sodio: 227 mg, carbohidratos: 14 g, fibra: 10 g, azúcares: 1 g, proteína: 15 g)

Ingredientes :

Pollo

- Pechugas de pollo (1.5 libras deshuesadas)
- Cilantro fresco (.25 taza)
- Jugo de lima (.25 taza)

- Aceite de oliva (2 T)
- Comino molido (.5 cucharaditas)
- Sal (.25 cucharadita)

Salsa de aguacate

- Aguacates (4 en cubitos)
- Cilantro (.5 taza en cubos)
- Jugo de lima (3 T's)
- Vinagre de vino tinto (.5 T)
- Escarolas rojas (.5 cucharaditas)
- Garlic Clove (1 picada)
- Sal al gusto)

Instrucciones de cocción :

- Combine el jugo de lima, aceite de oliva, cilantro fresco, comino y sal en un tazón pequeño.
  - Vea los ingredientes debajo de lo que necesitará para preparar el pollo arriba.
- Mezclar bien.
- Coloque el pollo y el adobo en una bolsa grande con cierre hermético para marinar durante quince minutos.

- Precaliente la parrilla a temperatura moderada a alta.
- Cocine el pollo marinado en cada lado durante 4 a 6 minutos hasta que el pollo ya no esté rosado.
- Retire la carne de la parrilla y déjela reposar.
- En otro tazón pequeño mezcle los ingredientes restantes y mezcle.
    o Estos se enumeran debajo de lo que necesitará para preparar la salsa de aguacate anterior.
- Top pollo con salsa de aguacate y servir.

Mero con Salsa de Tomate y Oliva

Minutos para prepararse: 10; Minutos de tiempo de cocción: de 20 a 30; Porciones: 4

Datos Nutricionales :

(Calorías: 215, grasa: 7 g, grasa saturada: 1 gramo, colesterol: 52 mg, sodio: 519 mg, carbohidratos: 9 g, fibra: 2 g, proteína: 29 g)

Ingredientes :

- Mero (4 Filetes)
- Tomates (3 pelados, sembrados y cortados en cubitos)
- Sal (.5 cucharadita)
- Pimienta negra molida fresca (.25 cucharadita)
- Aceite de oliva extra virgen (1,5 T)
- Cebolla amarilla (1 finamente picado)
- Garlic Clove (2 picadillo)
- Aceitunas verdes rellenas de pimiento (5 rebanadas grandes)
- Alcaparras (1 T enjuagado)
- Chile jalapeño (1 juliana sin semillas y cortada)

- Zumo de lima (2 T's)

Instrucciones de cocción :

- Sazonar el mero con 0,25 cucharaditas de sal y .125 cucharadita de pimienta negra.
- En una sartén, cocine 1.5 cucharaditas de aceite de oliva a fuego moderado a alto.
- Coloque el mero en la sartén.
- Dobla cada lado hasta que tenga un color marrón claro. Esto debería tomar dos minutos para cada lado.
- Mueva el pescado a un plato, colóquelo a un lado y manténgalo caliente.
- Usando la misma sartén, baje el fuego a medio.
- Agregue el aceite de oliva restante.
- A continuación, saltee las cebollas hasta que se ablanden y giren doradas.
- Agregue el ajo, saltee hasta que esté suave.
- Agregue las aceitunas, los tomates, las alcaparras y el chile jalapeño.
- Cocine a fuego lento la mezcla por 10 minutos.
- Agregue el resto de sal y pimienta.

- Agrega el pescado a la sartén.
- Sella la sartén.
- Cocine durante 6 a 8 minutos hasta que el pescado se vuelva opaco en todo momento. Prueba fusionando la punta de un cuchillo.
- Pon el pescado en platos.
- Agregue jugo de lima a las verduras para crear la salsa.
- Ponga salsa sobre el pescado y sirva.

Guiso de frijol blanco toscano

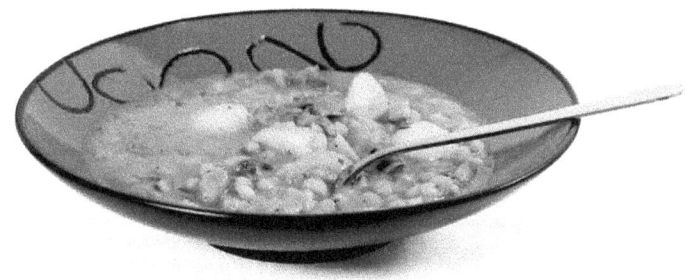

Minutos para prepararse: 20; Minutos de tiempo de cocción: 40; Tamaño de la porción: 6

Datos Nutricionales :

(Calorías: 328, grasa: 8 g, grasa saturada: 1 g, colesterol: 0 mg, sodio: 450 mg, carbohidratos: 48 g, fibra: 12 g, proteína: 16 g)

Ingredientes :

- Frijoles secos de Cannellini (2 tazas enjuagadas y empapadas durante la noche)
- Pan de grano entero (1 corte de rebanada en cubos de .5 pulgadas)
- Aceite de oliva extra virgen (1 T)

- Clavos de ajo (2 cuarteados)
- Agua (6 tazas)
- Sal (1 cucharadita)
- Hoja de laurel (1)
- Aceite de oliva (2 T)
- Cebolla amarilla (1 picado grueso)
- Zanahorias (3 peladas y toscamente picadas)
- Dientes de ajo (6 picados)
- Pimienta negra molida fresca (.25 cucharadita)
- Romero fresco (1 T picado + 6 ramitas)
- Stock de vegetales (1.5 tazas)

Instrucciones de cocción :

- Comience haciendo los croutons.
    - En una sartén grande, cocine el aceite de oliva virgen extra a fuego moderado.
    - Poner el ajo y saltear por un minuto.
    - Retire del fuego y deje reposar diez minutos,
    - Retire y deseche las piezas de ajo.
    - Coloque la sartén a fuego medio y agregue cubos de pan.

- o Sofría los cubos de pan hasta que estén ligeramente dorados. Revuelva con frecuencia.
- o Una vez que los cubos de pan estén listos, colóquelos en un tazón y déjelos a un lado para más adelante.* Nota: ¡Puedes utilizar crotones pre hechos en lugar de hacer los tuyos, pero recuerda que con esta dieta más fresca, mejor!
- Ahora es el momento de hacer la sopa.
- Coloque la olla de sopa en el horno a fuego alto.
- Agregue los frijoles blancos, el agua, .5 cucharaditas de sal y la hoja de laurel.
- Ponga a hervir la mezcla y luego baje la temperatura.
- Selle parcialmente la olla y cocine hasta que los frijoles se ablanden. Esto llevará de 60 a 75 minutos.
- Escurra los frijoles, dejando en .5 taza de líquido.
- Deseche la hoja de laurel.
- Pon los frijoles en un tazón.

- En un recipiente más pequeño, agregue el líquido para cocinar y .5 taza de frijoles cocidos.
- Mezcla de mush con tenedor formando una pasta.
- Mezcle la pasta con los frijoles cocidos.
- Coloque la olla de sopa de nuevo en la estufa a fuego moderado a alto.
- Agregue el aceite de oliva.
- Mezcla la cebolla y las zanahorias. Saltee durante 6 a 7 minutos hasta que las zanahorias estén tiernas y crujientes.
- Agregue el ajo y cocine durante un minuto hasta que se suavice.
- Agregue la sal restante, la pimienta, el romero, la mezcla de frijoles y el caldo de verduras.
- Llevar la mezcla a ebullición.
- Baje el fuego
- Cocine por cinco minutos o hasta que el guiso esté caliente.
- Servir en tazones con crotones y una ramita de romero en la parte superior.

Pechugas de Pollo con Comino, Cilantro y Lima

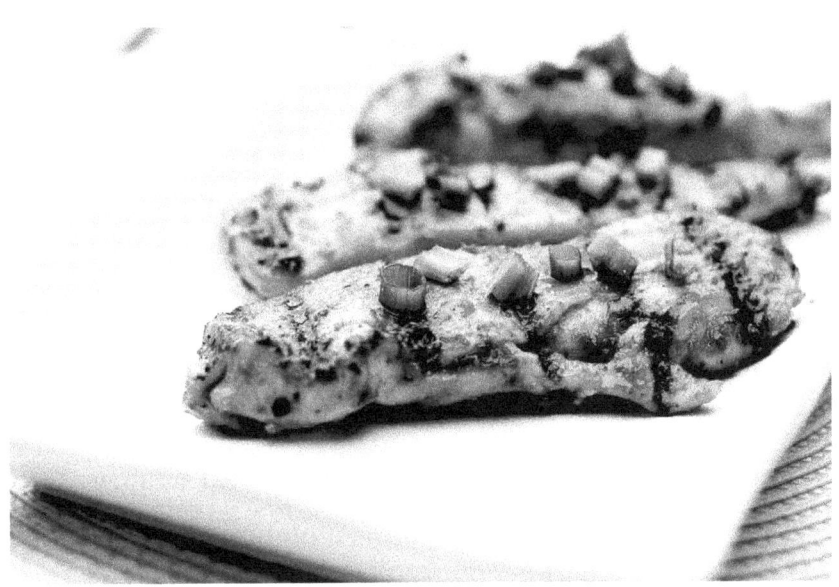

Minutos para prepararse: 10; Minutos de tiempo de cocción: 10; Porciones: 4

Datos Nutricionales :

(Calorías: 225, grasa: 9 g, grasa saturada: 1 g, colesterol: 82 mg, sodio: 676 mg, carbohidratos: 2 g, proteína: 33 g)

Ingredientes :

- Pechuga de pollo (4 sin piel y sin hueso)
- Comino molido (1 cucharadita)
- Coriandro molido (1 cucharadita)

- Jugo de lima (3 T's)
- Sal (1 cucharadita)
- Azúcar (1tsp)
- Aceite de oliva (2 T)
- Pimienta roja molida (.125 cucharaditas)
- Hojas frescas de cilantro (1 T)

Instrucciones de cocción :

- Calentar la parrilla a fuego medio.
- Agregue jugo de lima, aceite, comino, cilantro, azúcar, sal y pimienta roja a un tazón.
- Cubra el pollo con esta combinación de especias.
- Coloque pollo en la parrilla.
- Grill de 5 a 6 minutos hasta que el pollo esté cocido.
- A la mitad, agrega más mezcla de especias si queda algo.
- Espolvorear con hojas de cilantro y servir.

Filete Toscano a la Plancha

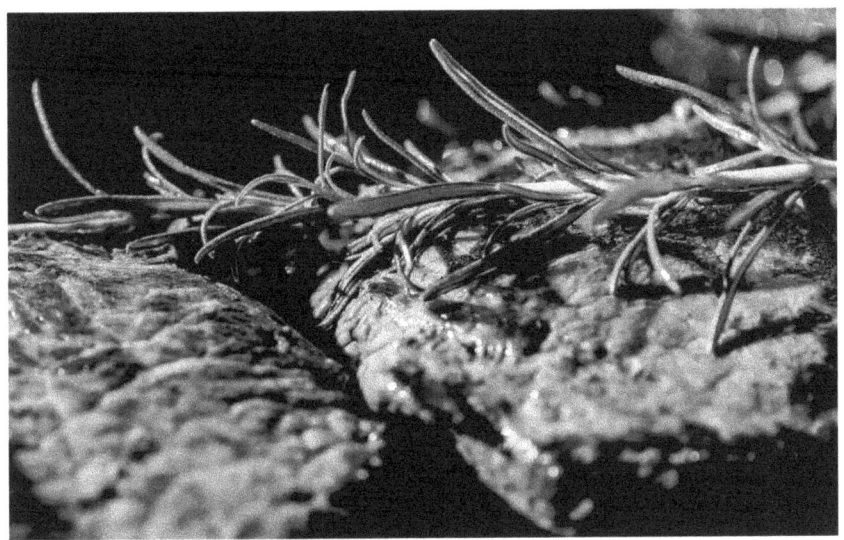

Minutos para prepararse: 5; Minutos de tiempo de cocción: 12; Porciones: 4

Datos Nutricionales :

(Calorías: 375, Grasa: 18 g, Colesterol: 129 mg, Sodio: 699 mg, Hidratos de carbono: 1 g, Proteína: 49 g)

Ingredientes :

- Filetes de carne de ternera (4 sin hueso)
- Limón (4 Cuñas)
- Rosemary seco (1 cucharadita desmenuzada)
- Aceite de oliva (2 cucharaditas)
- Sal (1 cucharadita)

- Pimienta negra molida (1 cucharadita)

Instrucciones de cocción :

- Caliente la sartén hasta que esté muy caliente.
- Cubra las tiras de carne con aceite de oliva.
- Mezcle el romero, la sal y la pimienta negra en un tazón.
- Frote la mezcla en el bistec para sazonarlo.
- Agregue el filete a la sartén.
- Cocine el bistec por 7 minutos o hasta que lo desee.
- Sirva con rodajas de limón en un lado.

Espada con Glaseado Balsámico

Minutos para prepararse: 15; Minutos de tiempo de cocción: 7; Porciones: 4

Datos Nutricionales :

(Calorías: 226, Grasa total: 8 g, Colesterol: 59 mg, Sodio: 305 mg, Carbohidratos totales: 5 g, Proteína: 30 g)

Ingredientes :

- Filetes de pez espada (4)
- Vinagre balsámico (.5 taza)
- Cebollas (.25 tazas finamente picadas)
- Azúcar moreno (2 cucharaditas)
- Pasta de tomate (2 cucharaditas)
- Tomillo seco (0,25 cucharaditas)
- Aceite de oliva (2 cucharaditas)
- Sal (.25 cucharadita)
- Pimienta negra molida (.25 cucharaditas)

Instrucciones de cocción :

- Precalentar la parrilla.
- Caliente el aceite de oliva a fuego moderado o bajo en una sartén de 10 pulgadas.

- Agregue las cebollas y cocine durante cuatro minutos hasta que estén tiernas.
- Luego mezcle en vinagre y azúcar moreno.
- Suba el fuego y cocine hasta que la mezcla se vuelva almibarada.
- Retire la mezcla del fuego.
- Mezcle en pasta de tomate.
- Agregue tomillo, sal y pimienta al pez espada.
- Ase a la parrilla con fuego moderado a alto durante 4 minutos.
- Voltee el pescado al glaseado.
- Cocine hasta que el pescado se vuelva opaco por completo.

Atún Siciliano

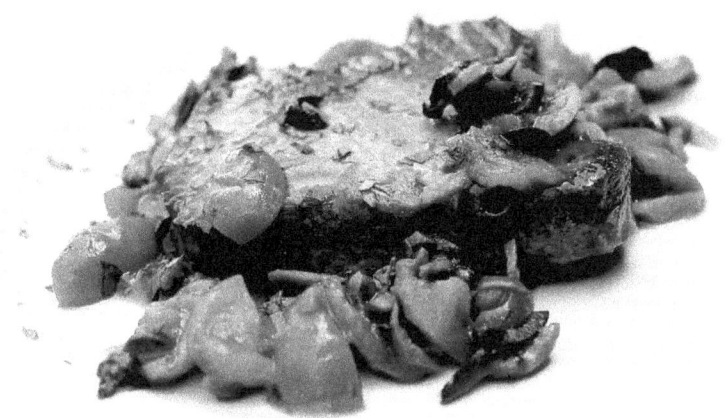

Minutos para prepararse: 25 + Marinado; Minutos de tiempo de cocción: 6; Porciones: 8

Datos Nutricionales :

(Calorías: 239, Grasa: 14 g, Colesterol: 39 mg, Sodio: 291 mg, Hidratos de carbono: 3 g, Proteína: 24 g)

Ingredientes :

- Filetes de atún (8)
- Jugo de limón fresco (5 T)
- Filetes de anchoa (4 picados)
- Clavo de ajo (1 finamente picado)
- Apio (1 tallo grande picado)
- Tomates maduros de ciruela (3 picados)

- Cebollas verdes (2 rebanadas)
- Aceitunas Kalamata (.25 taza picada y picada gruesa)
- Alcaparras (2 T's drenadas)
- Albahaca fresca (.25 taza picada)
- Tomillo seco (0,25 cucharaditas)
- Aceite de oliva (6 T)
- Pimienta negra molida (.125 cucharaditas)

Instrucciones de cocción :

- Necesitará una fuente para hornear de 13x9 pulgadas.
- Agregue 3 cucharadas de aceite de oliva, 3 cucharadas de jugo de limón, anchoas, ajo, tomillo y pimienta en el plato.
- Cubra el atún con la mezcla y coloque dentro de la fuente de horno.
- Marinar durante 45 minutos en el refrigerador.
- Girar una vez.
- Caliente el aceite de oliva restante en una cacerola de 2 cuartos a temperatura moderada.
- Mezcle en apio y cocine por cinco minutos.

- Agregue los tomates, las cebollas verdes, las aceitunas y las alcaparras.
- Cocine por 5 minutos o hasta que la mezcla se espese un poco.
- Agregue la albahaca y el jugo de limón restante.
- Mantener caliente
- Precalentar el asador.
- Coloque el atún en el asador.
- Cocine hasta que el atún se ponga rosado en el centro (3 minutos por lado).
- Sirva el atún con salsa en la parte superior.

Atún Tostado al Estilo Toscano

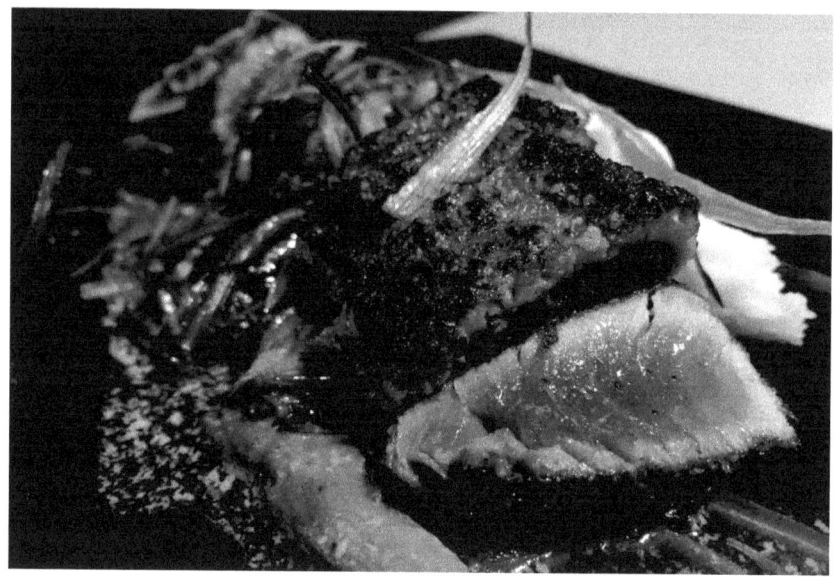

Minutos para prepararse: 10 + marinado; Minutos de tiempo de cocción: 6; Porciones: 4

Datos Nutricionales :

(Calorías: 246, Grasa: 13 g, Colesterol: 48 mg, Sodio: 341 mg, Hidratos de carbono: 1 g, Proteína: 30 g)

Ingredientes :

- Filetes de atún (4)
- Limón (4)
- Perejil fresco (6 T's picadas)
- Aceite de oliva (6 T)
- Sal (.5 cucharadita)

- Pimienta negra molida (.25 cucharaditas)

Instrucciones de cocción :

- Ralla una cucharadita de cáscara de limón.
- Aprieta .67 taza de jugo de limón.
- Agregue la cáscara de limón, el jugo de limón, 3 cucharadas de aceite, 5 cucharadas de perejil, sal y pimienta en un molde para hornear de 9 pulgadas.
- Cubra el atún y luego colóquelo en la sartén.
- Selle y refrigere por 45 minutos.
- Revuelva de vez en cuando.
- Caliente el aceite restante en una sartén a temperatura moderada a alta.
- Agregue el atún y luego cocine.
- El pez debe ser de color rosa pálido en el centro.
- Sirva el atún cubierto con el perejil restante.

Estofado Halibut con Vino Tinto

Minutos para prepararse: 10; Minutos de tiempo de cocción: 30; Tamaño de la porción: 4

Datos Nutricionales :

(Calorías: 277, Grasa: 10 g, Colesterol: 70 mg, Sodio: 643 mg, Hidratos de carbono: 8 g, Proteína: 37 g)

Ingredientes :

- Filetes de halibut (4 sin hueso y sin piel)
- Vino tinto seco (2 tazas)
- Mantequilla (2 T's)
- Cebollas (.5 taza finamente picada)
- Clavo de ajo (1 finamente picado)
- Zanahoria (1 Pelado y Cortado Delgado)
- Caldo de pollo (.75 taza)
- Tomillo seco (0,25 cucharaditas)
- Sal (.5 cucharadita)

Instrucciones de cocción :

- Disuelva una cucharada de mantequilla en una sartén a fuego lento.
- Mezcle las cebollas y el ajo.

- Cocine por 4 minutos hasta que las cebollas estén tiernas.
- Pon las zanahorias
- Cocine a fuego lento durante cuatro minutos.
- Agrega vino tinto.
- Aumente la temperatura a alta y hiérvala durante dos minutos.
- Mezcle en caldo, sal y tomillo.
- Regresa la temperatura a bajo.
- Añadir en halibut.
- Selle y cocine durante 8 minutos o hasta que el pescado esté opaco por completo.
- Retire el halibut y colóquelo en un plato para servir.
- Aumente la temperatura a alta y hierva la mezcla de vino restante.
- Cocine durante siete a diez minutos o hasta que el líquido se corte por la mitad.

- Quitar del calor.
- Mezcle la mantequilla restante.
- Colar la salsa.
- Servir.

Aperitivos

A pesar de que tener tres comidas diarias en esta dieta es más que suficiente para llenar a una persona, a veces solo necesita un bocadillo. La siguiente es una lista de refrigerios saludables para ayudar a controlar esos antojos.

- Hummus con verduras
- Hummus con galletas de trigo
- .5 taza de nueces
- .5 taza de fruta recién cortada

Es importante recordar no comer estos bocadillos todo el día todos los días. Hay cuatro bocadillos en la lista, por lo que es fácil incorporarlos a su dieta día por medio.

Guarniciones

Cuando estás a dieta, es difícil ser creativo con guarniciones. Esto se debe a que las personas a dieta solo deberían tener ensalada como acompañamiento. A continuación se enumeran algunos aspectos que encajarán perfectamente con cualquiera de las recetas de este libro.

- Quinua: esto se puede encontrar en cualquier tienda de comestibles. Solo sigue las instrucciones en el paquete.

- Zoodles de calabacín: Corta un calabacín con un cuchillo en espiral y luego cocina los fideos como fideos regulares de espagueti.

- Papas dulces con un cuarto de taza de mantequilla de canela.

¡Buen provecho!

Capítulo 4: Beneficios en la Salud

Sé que todos lo han oído antes de que esta o aquella dieta es excelente para su salud, pero en la dieta mediterránea, ¡eso es absolutamente cierto! Varios estudios han demostrado que hay varios beneficios en la salud para este plan de dieta. En este capítulo, vamos a explorar esos beneficios de salud.

¡Comencemos con el corazón!

Protege tu Corazón

Cada año, más de 600,000 personas mueren de enfermedades cardiovasculares en los Estados Unidos. Eso equivale a una muerte de cada cuatro. Se ha convertido en la principal causa de muerte, no solo para los hombres sino también para las mujeres.

Durante años, los países mediterráneos han tenido una incidencia considerablemente menor de problemas de enfermedades cardíacas que los Estados Unidos. Esto no solo se atribuye a sus elecciones de estilo de vida, sino también a sus elecciones dietéticas.

Debido a que esta dieta es equilibrada, ayuda a contener los niveles de colesterol. Afecta el colesterol malo de una

persona de una manera positiva al prevenir el bloqueo en
sus arterias.

Mantiene el Azúcar

El siguiente beneficio para la salud de esta dieta es que
mantiene los niveles de azúcar que ayudan a proteger
contra la diabetes tipo 2. Un estudio reveló que, en
comparación con otras dietas, la dieta mediterránea era
más beneficiosa para los diabéticos y las personas con
niveles elevados de azúcar en la sangre.

Eso es porque los alimentos en esta dieta son ricos en
grasas monoinsaturadas y altos en fibra, que son muy
importantes para nuestro sistema digestivo.Los niveles de
colesterol y azúcar en la sangre se ven afectados por el
equilibrio de estas grasas y fibra de una manera positiva,
ya que mantiene el nivel de insulina de una persona.

Las grasas monoinsaturadas son importantes para la salud
de una persona porque ayudan a combatir el riesgo de
desarrollar varias enfermedades del corazón. También son
importantes para la dieta de una persona porque ayudan a
combatir las propiedades inflamatorias que constituyen la
mayoría de las enfermedades.

La fibra es una parte importante de la dieta de las personas
también. La fibra es lo que mantiene nuestro sistema
digestivo funcionando regularmente. Cualquier persona

que tenga problemas de digestión definitivamente se beneficiará de la dieta mediterránea.

Manteniéndose Joven y Lleno de Vida

Otro beneficio para la salud de esta dieta es que te mantiene ágil, incluso a medida que envejeces. Debido a que esta dieta equilibra las comidas que contienen todos los nutrientes, vitaminas y minerales que una persona necesita, reduce el riesgo de que una persona pierda fuerza muscular. Un estudio mostró que las personas mayores en esta dieta tenían una reducción del 70 por ciento de la debilidad muscular y otras debilidades a medida que envejecían. Las personas en esta dieta también se mantuvieron más activas porque lo que estaban comiendo los hacía sentir llenos de vida.

Perder Peso

El siguiente beneficio para la salud es que alienta a las personas a perder peso de forma sana y segura .Esto es nuevo porque equilibra todas las cosas nutricionales importantes que una persona necesita en su cuerpo. Hay tantas dietas por ahí que la gente intenta hacer más daño que realmente bueno para usted. Eso es porque no hay equilibrio entre ellos. Es demasiado o muy poco.

La Memoria es Importante

Otro beneficio para la salud es que ayuda a proteger la salud cognitiva de una persona. Los estudios mostraron que una persona en la dieta mediterránea tenía habilidades de memoria mejoradas, atención superior y habilidades de enfoque. Estos factores importantes mostraron que es cada vez más posible evitar las enfermedades de memoria como la demencia.

Otro beneficio importante para la salud que tiene la dieta mediterránea es que ayuda a combatir el cáncer. Los estudios realizados mostraron que las personas que siguen el plan de dieta mediterránea reducen el riesgo de contraer cáncer. El estudio mostró que fue muy efectivo para reducir el cáncer de mama posmenopáusico.

Mejor Estado de Animo

Uno de los beneficios de salud más importantes y finales de la dieta mediterránea es que mejora el estado de ánimo de una persona. Los estudios mostraron que las personas con trastornos de salud mental se beneficiaron de esta dieta porque aumenta los niveles de dopamina.Los bajos niveles de dopamina a menudo provocan que las personas desarrollen trastornos como el TDAH.

Espera, hay más!

Otros beneficios para la salud son que reduce la posibilidad de que una persona desarrolle la enfermedad de Alzheimer, la enfermedad de Parkinson, la inflamación, los problemas de la piel, el alivio del dolor y aumente la esperanza de vida de una persona.

Capítulo 5: Conceptos Erróneos

Conceptos erróneos

Hay muchos conceptos erróneos cuando se trata de la dieta mediterránea. Los más importantes son que no hay una sola dieta mediterránea, el aceite de oliva solo debe rociarse en ensaladas, los frutos secos son una gran parte de la dieta, solo se puede comer pasta, y solo los mediterráneos siguen esta dieta.

Una de las ideas erróneas más grandes sobre esta dieta es que no hay un plan de dieta único a seguir. Como lo leyó antes, eso simplemente no es verdad. Hay un plan de dieta a seguir, y fue creado en la década de 1960. Para tener éxito, solo se necesita seguir el plan de la Pirámide Mediterránea de la Dieta. La forma de hacerlo es equilibrar sus comidas en consecuencia y no excederse en ciertos alimentos y bebidas.

El segundo concepto erróneo sobre esta dieta es que el aceite de oliva solo debe rociarse en ensaladas. Esto simplemente no es verdad. El aceite de oliva proporciona cantidades esenciales de nutrientes a nuestros cuerpos. La mayoría de las recetas de dieta mediterránea tienen aceite de oliva. Si ha revisado las recetas en el capítulo 3, ya lo sabe bien. Entonces, si encuentra una nueva receta en alguna parte, use el aceite de oliva como se indica. Si la receta dice llovizna, rocíe suficiente para que sea proporcional a lo que está haciendo.

El tercer concepto erróneo sobre esta dieta es que las nueces son una gran parte de eso. Mientras que las nueces se consumen en esta dieta, no se comen todos los días. Solo se deben consumir de 2 a 3 veces por semana.

El cuarto concepto erróneo sobre la dieta mediterránea es que una persona solo puede comer pasta. Eso es falso. La pasta contiene una gran cantidad de almidón que es malo para la salud, y seamos sinceros, una persona se enferma de comer lo mismo todos los días, todo el día. Como ha visto con las recetas en el capítulo 3, hay todo tipo de cosas diferentes que una persona puede comer con esta dieta. Esta dieta ofrece opciones de alimentos y bebidas para todos.

El quinto concepto erróneo sobre esta dieta es que solo las personas del Mediterráneo lo siguen. ¡Eso no es verdad! Esta dieta tiene algo para todos. Se recomienda que todos lo intenten porque proporciona una forma saludable de comer y vivir.

Errores

El mundo de hoy tiene que ver con la salud, por lo que todos queremos probar la tendencia de la dieta más nueva, especialmente en los temidos meses de verano cuando todos deseamos desesperadamente ir a la playa o a la piscina, pero odiamos la idea de que nos vean en bañador. El problema es que cuando comenzamos a hacer dieta, tendemos a hacerlo todo mal. ¡Es verdad! Cometemos algunos de los mayores errores que podemos hacer al hacer dieta.

Uno de los mayores errores que comete una persona mientras hace dieta es tratar de ajustar todas las calorías alimentarias asignadas en su dieta a un nivel razonable. Esa es una razón por la cual las personas deberían estar en la dieta mediterránea. No hay límite de calorías.

Esto es importante porque no todas las calorías son buenas calorías. Incluso hay alimentos que dicen que tienen cero calorías pero tienen un alto contenido de azúcar y sodio, que es aún peor para una persona.

Se trata de aprender cómo equilibrar las comidas día a día. Es por eso que debes mirar el plan de comidas de 28 días. Esta dieta proporciona alimentos que están llenos de calorías que llenarán a una persona. ¡Nunca querrán un bocadillo en el medio o al final del día!

Otro error que las personas pueden cometer mientras hacen dieta es confundir bajo en calorías y bajo contenido de grasa con la palabra saludable. El hecho de que vea las palabras "bajo en calorías" o "bajo en grasa" en algo no lo hace saludable. Está bien comer estos tipos de alimentos mientras se está en la dieta mediterránea, pero es importante tener un equilibrio en cuanto a la cantidad de ellos que consume.

El siguiente error que cometen las personas mientras hacen dieta son los bocadillos. Está bien comer algo mientras está en esta dieta, pero de nuevo es importante recordar el control y el equilibrio de las porciones. En el plan de 28 días, se han agregado algunos bocadillos que está bien tener, pero en general no son necesarios.Eso es porque las tres comidas recomendadas que debe tener mientras está en esta dieta lo llenarán.

Otro error importante que cometen las personas durante esta dieta, o cualquier dieta, es ir a la tienda de comestibles sin una lista de compras. Si usted es como la mayoría de las personas en la sociedad actual, entonces supongo que va a la tienda al menos una vez al día sin una lista de lo que necesita. Bueno, basta!

Haga una lista porque es importante saber de antemano lo que necesita de la tienda de comestibles. Te hará comprar lo que necesitas absolutamente y no todo lo que quieras en la tienda. Recuerde lo que una persona quiere y lo que necesita son completamente diferentes. Puede ver una lista de compras de muestra en el próximo capítulo.

Otro error que las personas cometen mientras hacen dieta es pensar que la dieta en sí misma es lo único que les hará perder peso. Ese no es el caso. Es importante que una persona recuerde que están cambiando la forma en que funciona su cuerpo al comer de manera diferente. Es importante no solo tener una dieta balanceada de alimentos sino también tener un estilo de vida activo.

Esto simplemente significa que una persona necesita activarse haciendo ejercicio. Ya sea caminar unos pocos kilómetros todos los días, ir al gimnasio o encontrar una actividad que ejercite los músculos y la mente, estar activo mientras se hace dieta es importante incluso en la dieta mediterránea.

El último error que todos cometen mientras hacen dieta es no dormir lo suficiente. Es importante mantener un patrón de sueño normal cuando se hace dieta. No dormir lo suficiente puede causarle más daño al cuerpo que antes. Puede causar importantes problemas de salud que se supone que la dieta mediterránea ayuda, como la pérdida de memoria.

Capítulo 6: Una lista de Compras de Muestra

Uno de los mayores problemas que todos parecen preocuparse cada día es qué es para la cena y qué debo comprar en la tienda porque, seamos honestos, siempre olvidamos algo. En este capítulo, encontrará una lista de compras de muestra de cosas que están presentes en casi todas las recetas enumeradas en este libro, además de algunas otras cosas.

Lista de compras simple de la muestra de la dieta mediterránea

- Vegetales:

] Zanahorias

] Cebollas rojas

] Espinacas

] Col Rizada

] Dientes de ajo

] Tomates cherry

] Aceitunas Kalamata

] Vegetales frescos en temporada

- Frutas:

] Manzanas

] Plátanos

] Naranjas

] Uvas verdes

] Fruta fresca en temporada

- Granos:

] Pan integral y pasta

] Arroz blanco

] Quinoa

- Legumbres:

] Lentejas

] Garbanzos

- Nueces:
  - Almendras
  - Nueces
  - Anacardos
  - Lo que sea en la Temporada

- Condimentos:
  - Sal marina
  - Pimienta negro
  - Canela
  - Aceite de oliva
  - Cilantro
  - Comino

- Pescado:
  - Salmón
  - Sardinas
  - Caballa

- Trucha
- Bacalao
  - Camarones frescos
  - Mariscos
  - Papas
  - Patatas dulces
  - Queso
  - Yogur griego simple
  - Pollo
  - Huevos pasados u huevos enriquecidos con Omega-3.

Conclusión

Gracias por llegar hasta el final de la dieta mediterránea para principiantes: un plan de acción simple de 4 semanas para la pérdida de peso duradera y un estilo de vida saludable .Esperemos que sea informativo y capaz de proporcionarle todas las herramientas que necesita para alcanzar sus objetivos sean cuales sean.

Este libro fue escrito para mostrarle a las personas que la dieta no equivale a morirse de hambre. Puede significar comer comidas bien balanceadas que están llenas de todos los nutrientes que nuestro cuerpo necesita para funcionar todos los días. Todas las recetas incluidas en este libro hacen eso.

Espero que este libro te haya enseñado que hacer dieta no tiene que ser aburrido. No tiene que ser restrictivo. Lo más importante, no requiere que cambies cada aspecto de tu vida sin querer. Si así es como se sintió después de leer este libro, continúe con el próximo paso.

El siguiente paso es hacer una lista de compras y salir a comprar la comida que mejorará no solo su salud, sino también su vida. Vuelve y mira todas las recetas que se encuentran en el libro y prueba una de ellas. Mejor aún, ¡inténtalas todas! No te arrepentirás.

Recuerde que la dieta mediterránea no es solo una dieta; Es un estilo de vida. Las personas que siguen esta dieta llevan un estilo de vida más saludable y activo.

Prometo que con esta dieta comenzarás a sentirte más saludable en unos pocos días. ¡Tendrás más energía y energía en tu paso!

www.ingramcontent.com/pod-product-compliance
Ingram Content Group UK Ltd.
Pitfield, Milton Keynes, MK11 3LW, UK
UKHW022228230426
12048UKWH00016BA/1120